Springer

主 译

刘 禧 孙嗣国 张 莉

新生儿颅脑超声（第三版）

Neonatal Cranial Ultrasonography Third Edition

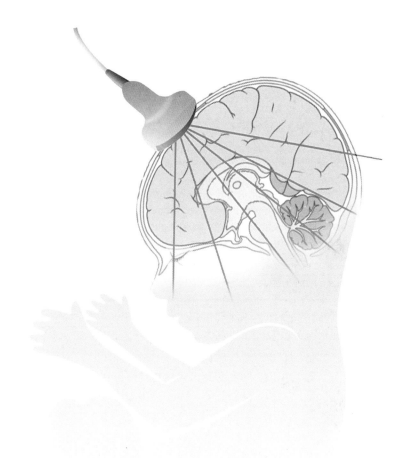

原 著

[荷] 格尔达·梅格勒（Gerda Meijler）

[荷] 西尔克·斯泰格达（Sylke J.Steggerda）

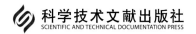

科学技术文献出版社

SCIENTIFIC AND TECHNICAL DOCUMENTATION PRESS

·北京·

图书在版编目（CIP）数据

新生儿颅脑超声（第三版）/（荷）格尔达·梅格勒，（荷）西尔克·斯泰格达原著；刘禧，孙嗣国，张莉主译.—北京：科学技术文献出版社，2022.11

书名原文：Neonatal Cranial Ultrasonography（Third Edition）

ISBN 978-7-5189-9293-5

Ⅰ.①新… Ⅱ.①格… ②西… ③刘… ④孙… ⑤张… Ⅲ.①新生儿疾病—颅脑损伤—超声波诊断 Ⅳ.① R726.511.04

中国版本图书馆CIP数据核字（2022）第105671号

著作权合同登记号 图字：01-2022-3056

中文简体字版权专有权归科学技术文献出版社所有

First published in English under the title

Neonatal Cranial Ultrasonography (3rd Ed.)

by Gerda Meijler and Sylke J. Steggerda

Copyright © Springer Nature Switzerland AG, 2019

This edition has been translated and published under licence from Springer Nature Switzerland AG.

新生儿颅脑超声（第三版）

策划编辑：张 蓉 责任编辑：张 蓉 段思帆 责任校对：王瑞瑞 责任出版：张志平

出 版 者	科学技术文献出版社	
地 址	北京市复兴路15号 邮编 100038	
编 务 部	（010）58882938，58882087（传真）	
发 行 部	（010）58882868，58882870（传真）	
邮 购 部	（010）58882873	
官 方 网 址	www.stdp.com.cn	
发 行 者	科学技术文献出版社发行 全国各地新华书店经销	
印 刷 者	北京地大彩印有限公司	
版 次	2022年11月第1版 2022年11月第1次印刷	
开 本	710×1000 1/16	
字 数	185千	
印 张	13	
书 号	ISBN 978-7-5189-9293-5	
定 价	128.00元	

主译简介

留学经历

宾夕法尼亚大学（University of Pennsylvania）心血管病研究所资深研究员、托马斯杰斐逊大学（Thomas Jefferson University）访问学者。

学术任职

现任中国超声医学工程学会颅脑超声专业委员会副主任委员、中国医师协会超声医师分会急危重症学组常务委员、海峡两岸医药卫生交流协会超声分会常务委员兼副总干事、国家卫生健康委脑卒中防治工程血管超声专委会常务委员等职；担任《中国超声医学杂志》《空军军医大学学报》及 *Advanced Ultrasound in Diagnosis and Therapy* 杂志编委，《中华超声影像学杂志》通讯编委。

专业特长

从事超声诊断工作多年，擅长心血管、颅脑疾病、肌骨神经运动系统疾病的超声诊断。

学术成果

以第一及通讯作者发表SCI收录论文及中国科技论文统计源期刊40余篇；主编和副主编专著5部、参编专著6部；获软件著作权4项。

所获奖项及荣誉

获陕西省科技进步奖一等奖2项，主持国家自然科学基金及省部级基金4项。

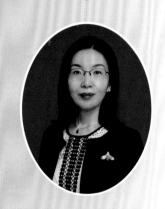

刘 禧

中国人民解放军空军特色医学中心超声科主任，博士，主任医师，中国人民解放军空军军医大学、中国医科大学及安徽医科大学硕士研究生导师。

主译简介 *duction*

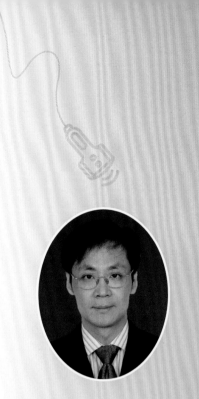

孙嗣国

中国人民解放军空军特色医学中心骨科副主任，博士，副主任医师，副教授，空军军医大学硕士研究生导师。

留学经历

作为访问学者在牛津大学纳菲尔德学院（Nuffield College，Oxford）骨科中心、宾夕法尼亚大学（University of Pennsylvania）骨科中心及托马斯杰斐逊大学（Thomas Jefferson University）进行交流学习；作为援建加蓬共和国专家医疗队队长执行援建任务1年。

专业特长

从事骨科专业20余年，主攻专业方向为脊柱外科和骨质疏松症的诊疗，擅长骨质疏松症的基础研究及临床诊治；在脊柱退变性疾病（如颈椎病、椎管狭窄、腰椎滑脱症、腰椎间盘突出症及退变性脊柱侧弯等）、脊柱脊髓损伤、脊柱畸形、脊柱结核等疾病的诊治，尤其是微创手术治疗方面具有丰富的临床经验。

学术成果

发表SCI收录论文20余篇。

所获奖项及荣誉

主持国家自然科学基金1项和省部级基金2项；荣立个人三等功1项；荣获加蓬共和国荣誉勋章、全国"最美援外医生"称号等。

主译简介

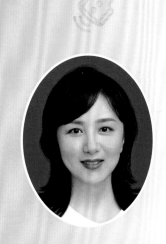

张 莉

空军军医大学唐都医院超声诊断科副主任，博士，副主任医师，副教授，空军军医大学硕士研究生导师。

留学经历

曾留学美国、意大利，留美期间获得德州医疗优秀博士后奖学金。

学术任职

现任中国超声医学工程学会常务委员、陕西省超声医学工程学会妇产专业委员会副主任委员；担任《人民军医》执行编委、欧洲超声造影协会授课专家、陕西省创新团队核心成员。

专业特长

从事超声诊断工作多年，擅长妇产科疾病的超声诊断及分子影像学研究。

学术成果

以第一及通讯作者发表SCI收录论文16篇，主编和主译专著4部；获国家实用新型专利6项、软件著作权3项。

所获奖项及荣誉

获军队优秀专业技术人才三类岗位津贴；主持国家自然科学基金2项、军队课题1项和院级基金5项；承担国家级、军队及陕西省医学继续教育项目5项；荣立个人三等功1项；获陕西省科技进步奖二等奖1项、陕西省自然科学优秀论文奖等多项荣誉。

译者名单

主　译　刘　禧　孙嗣国　张　莉

副主译　张龙方　马　斌　范校周

译　者（按姓氏拼音排序）

晁丽娟　程洪瑜　程颜苓

范晓燕　贾化平　贾静辉

蓝　莉　李　怡　刘津津

卢国澄　卢旭俊　宋钰婷

王　佳　王凤昌　王文革

徐　梅　闫国珍　闫灵娟

杨　勇　杨恒丽　杨佳欣

杨瑞静　阴玮伟　游衍春

于梦囡　张　博　张　效

张思妍

原书前言

本书是由新生儿神经影像学领域知名专家Gerda Meijler和Sylke J. Steggerda编写的*Neonatal Cranial Ultrasonography*（*Third Edition*）。在这一版本中，由于使用了更好的超声设备，使得超声图像得到了进一步改善，这种无创床旁检查技术可获得更为详细的影像学诊断信息。书中包含高质量的插图，为该技术的初学者展示了在不同声窗如何放置探头、调节仪器及探查诊断。这本书的大小适合随身携带，以便学员可以轻松将获得的图像和书中的图像进行对比。

本书不仅很好地展示了正常颅脑解剖，而且其中一章应用超声清晰呈现了从极早早产儿到足月儿大脑成熟的过程。评分系统可恰当地描述脑室和小脑出血及脑白质损伤程度。书中还有一些相关的颅脑MRI检查描述，阐明了这两种技术应用于颅脑成像时各自的特点，如豆状核血管病，常规MRI不能显示钙化，小囊肿也较难发现；而超声不能显示髓鞘，说明这两种技术是互补的。另外，本书对多普勒超声也进行了解释和说明。

由于篇幅所限，无法阐述新生儿可能出现的所有不同种类疾病（如代谢紊乱、神经皮肤综合征等），但在大量参考文献的帮助下，读者可以找到最新的相关出版物或书籍。

每一位正在学习如何进行新生儿颅脑超声检查的医师都可以携带和参考本书，希望通过阅读本书使您可以像两位原著作者一样热衷于此项技术。

Frances M.Cowan
Imperial College London
London，UK

University of Bristol
Bristol，UK

Linda S.de Vries
Neonatal Neurology
University Medical Center
Utrecht，The Netherlands

原书致谢

　　感谢本书图片中示例的新生儿患者，以及授予图片使用权的新生儿患者父母。

　　同样感谢Frances Cowan教授对第9章的综述及有益和透彻的见解；感谢Linda de Vries教授提出的广泛建议和意见，并提供部分图像。

译者前言

2007年，我开始接触新生儿颅脑超声这个领域，应儿科同事的要求，尝试开展重症监护室危重儿的床旁监测。彼时业内仅有一本相关参考书，是北京大学第一医院周丛乐教授编写的《新生儿颅脑超声诊断学》，对于初步开展该研究领域的我来说如获至宝。在其后的10余年临床工作中，深感这项检查能对临床医师和患儿带来巨大的益处，意义深远！后期发展团队需用教材时，遗憾地发现周丛乐老师的书一度脱销了。2017年，在美国费城托马斯杰斐逊大学（Thomas Jefferson University）访学时，无意中发现了 *Neonatal Cranial Ultrasonography*（*First Edition*）图书，被其简练实用的内容所吸引！本书是从临床医师角度来编写的，语言简明扼要，直入主题，详细描述了与解剖对应的超声切面，很适合作为超声科、儿科医师的入门书籍，同时，其内容贴近临床需求，对专职的超声医师具有指导意义。彼时唯觉书内有些配图质量欠佳，与其所使用的超声仪器有关。后因机缘巧合看到该书第二版，图文质量已有改进，遂买来学习。

2020年突如其来的疫情造成的"居家隔离"期带来意外的空档时间来阅读和思考。我的战友孙嗣国教授作为"非超声专业人士"，在翻阅 *Neonatal Cranial Ultrasonography*（*Second Edition*）时认为该书通俗易懂，明了实用，遂产生浓厚兴趣，并作为"练笔"索性将整本书通读翻译。其后不久就发现该书的第三版已经发行，可见该书在欧美国家的受欢迎程度。在第三版中，图文做了大幅度的增加和替换，图像质量比前两版有了很大的提升，更加清晰、有代表性。对于超声的检查时机、评分系统及彩色多普勒评估的内容都适当增加，还提供了详尽的参考文献和延伸阅读文献，对超声医师抑或儿科、产科医师都很有裨益，入门、提高兼具，私认为值得与同道分享。在科学技术文献出版社张蓉老师的支持下，我决定带领新老两个团队的骨干力量分工协作展开翻译工作，在孙嗣国教授第二版译文的基础上，历时1年，经过三轮的审修，最终成稿。受资历和经验水平的限制，本书难免有不足之处，恳请前辈和同道们批评指正。

在此，向本书翻译过程中提供帮助的朋友们致谢！

刘 禧

空军特色医学中心超声科

2022年2月于北京

目 录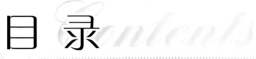

第一部分
新生儿颅脑超声检查

第1章

新生儿颅脑超声：
优点与目的

1.1　简介

颅脑超声（cranial ultrasound/ultrasonography，CUS）是观察新生儿和（或）早产儿颅脑疾病的首选检查方法，是利用新生儿开放的囟门和骨缝的特征来观察大脑内部结构，与其他成像方式相比具有重要优势。

1.2　新生儿颅脑超声的优点

CUS的主要优点：

◆检查操作可在床旁、操作台上或婴儿床上进行，对新生儿影响很小（图1.1，参见第3章）。

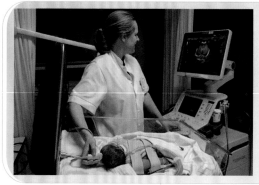

图1.1　在新生儿床旁行CUS

◆可在出生后立即进行，必要时可重复检查。因此，该技术可以对生长发育中的大脑及大脑病变随时间进展的情况进行动态可视化评估，还可用来评估脑损伤的时间。

◆CUS是安全的。

◆是检测大多数早产儿和足月儿出血性脑损伤的可靠手段。

◆是检测早产儿和足月儿缺血性脑损伤、感染，以及显著大脑结构异常的有效手段。

◆与其他神经影像学检查相比，对于一些异常（包括豆状核血管病、钙化和生发性囊肿）的检查，CUS具有不可替代的优势。

◆检查中可对脑血管进行多普勒血流速度测量。

◆与其他神经影像学技术相比，CUS价格更低廉，因此在低收入国家和地区可以作为一种简便可行的神经影像学检查方法推广。

综上所述，CUS是新生儿期至囟门关闭期连续性脑成像的极佳方法。

1.3 新生儿颅脑超声的目的

新生儿CUS是用于评估：

◆脑发育和成熟。

◆是否存在脑结构异常和（或）脑损伤。

◆脑损伤的分期。

CUS还有助于判断新生儿神经系统预后。

在患病新生儿和先天性或后天性严重脑异常患儿中，CUS在决定是否继续或终止重症监护方面发挥重要作用。在脑损伤新生儿中，它可能有助于在新生儿期及远期，优化患儿的治疗及对其家庭的支持（表1.1）。

表1.1 CUS的优点与目的

CUS 的优点	CUS 的目的
安全	追踪观察脑发育和成熟
可床旁操作——兼容性好	排除或发现脑病变
可早期成像	追踪观察病变随时间的变化
可连续成像	
- 大脑成熟	
- 大脑发育	评估损伤分期
- 病变演变	
经济	评估神经预后
适用于筛查	优化治疗和支持方案

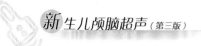
延伸阅读

[1] BRACCI R, PERRONE S, BUONOCORE G.The timing of neonatal brain damage. Biol Neonate, 2006, 90（3）: 145-155.

[2] DANEMAN A, Epelman M.Neurosonography: in pursuit of an optimised examination. Pediatr Radiol, 2015, 45（3）: S406-S412.

[3] EPELMAN M, DANEMAN A, CHAUVIN N, et al.Ultrasound and MR imaging in the evaluation of neonatal enceph alopathy: competitive or complementary imaging studies? Magn Reson Imaging Clin N Am, 2012, 20（1）: 93-115.

[4] Govaert P, De Vries L S. An atlas of neonatal brain sonography. 2nd edn. Cambridge: Mac Keith Press, 2010.

[5] HAGMANN C F, ROBERTSON N J, ACOLET D, et al. Cranial ultrasound findings in well Ugandan infants. Arch Dis Child Fetal Neonatal Ed, 2010, 95（5）: F338-F344.

[6] LEIJSER L M, DE VRIES L S, COWAN F M. Using cerebral ultrasound effectively in the newborn infant. Early Hum Dev, 2006, 82（12）: 827-835.

[7] MAZMANYAN P A, NIKOGHOSYAN K V, KEROBYAN V V, et al. Preterm cranial ultrasound scanning is both feasible and effective in a middle-income country. Acta Paediatrica, 2016, 105（7）: 291-299.

[8] MEIJLER. Neonatal cranial ultrasonography. Diagnostic pediatric ultrasound. Beek and van Rijn, 2016.

[9] Neil, Volpe. Specialized neurological studies//Volpes neurology of the newborn. 6th edn. Elsevier, 2017.

[10] PLAISIER A, RAETS M M, ECURY-GOOSSEN G M, et al. Serial cranial ultrasonography or early MRI for detecting preterm brain injury? Arch Dis Child Fetal Neonatal Ed, 2015, 100（4）: F293-F300.

[11] SISMAN J, CHALAK L, HEYNE R, et al. Lenticluostriate vasculopathy in preterm infants: a new classification, clinical association and neurodevelopmental outcome. J Perinatol, 2018, 38（10）: 1370-1378.

[12] SKIÖLD B, HALLBERG B, VOLLMER B, et al. A novel scoring system for term-equivalent-age cranial ultrasound in extremely preterm infants. Ultrasound Med Biol, 2019, 45（3）: 786-794.

[13] STEGGERDA S J, LEIJSER L M, WALTHER F J, et al. Neonatal cranial ultrasonography: how to optimise its performance. Early Hum Dev, 2009, 85（2）: 93-99.

[14] TANN C J, NAKAKEETO M, HAGMANN C, et al. Early cranial ultrasound findings among infants with neonatal encephalopathy in Uganda: an observational study. Pediatr Res, 2016, 80（2）:190-196.

[15] The British Medical Ultrasound Society（BMUS）（2009）Guidelines for the safe use of diagnostic ultrasound equipment.

[16] DE VRIES L S, VAN HAASTERT I L, RADEMAKER K J, et al. Ultrasound abnormalities preceding cerebral palsy in high-risk preterm infants. J Pediatr, 2004, 144（6）：815-820.

[17] DE VRIES L S, VERBOON-MACIOLEK M A, COWAN F M, et al. The role of cranial ultrasound and magnetic resonance imaging in the diagnosis of infections of the central nervous system. Early Hum Dev, 2006, 82（12）：819-825.

[18] DE VRIES, VOLPE .Viral, protozoan and related intracranial infections//Volpes neurology of the newborn. 6th edn. Elsevier, 2017.

[19] DE VRIES, VOLPE. Bacterial and fungal intracranial infections// Volpes neurology of the newborn. 6th edn. Elsevier, 2017.

[20] VERBOON-MACIOLEK M A, GROENENDAAL F, COWAN F, et al. White matter damage in neonatal enterovirus menin goencephalitis. Neurology, 2006, 66（8）:1267-1269.

[21] VERBOON-MACIOLEK M A, GROENENDAAL F, HAHN C D, et al. Human parechovirus causes encephalitis with white matter injury in neonates. Ann Neurol, 2008, 64（3）：266-273.

[22] VOLLMER B, ROTH S, BAUDIN J, et al. Predictors of long-term outcome in very preterm infants: gestational age versus neonatal cranial ultrasound. Pediatrics, 2003, 112（5）：1108-1114.

[23] VAN WEZEL-MEIJLER G, STEGGERDA S J, LEIJSER L M.Cranial ultrasonography in neonates: role and limitations. Semin Perinatol, 2010, 34（1）：28-38.

[24] VAN WEZEL-MEIJLER G, DE BRUÏNE F T, STEGGERDA S J, et al. Ultrasound detection of white matter injury in very preterm neonates: practical implications. Dev Med Child Neurol, 2011, 53（Suppl 4）：29-34.

[25] VAN WEZEL-MEIJLER G V, DE VRIES L S.Cranial ultrasound. optimising utility in the NICU. Curr Pediatr Rev, 2014, 10（1）：16-27.

[26] YIKILMAZ A, TAYLOR G A. Cranial sonography in term and near-term infants. Pediatr Radiol, 2008, 38（6）：606-616.

第2章

颅脑超声成像:
设备与管理

为获得高质量和安全的CUS检查，需满足以下条件：一台配备适当探头的高质量现代超声设备，以获得最佳的图像质量；一名了解患儿和（或）早产儿的特殊需要并具有丰富超声检查经验的超声医师。

2.1　设备

2.1.1　超声设备

超声设备应可移动，能够实时成像，允许在无须转运婴儿的情况下进行床旁检查（图1.1）。应配备适当探头、适用于CUS和多普勒测量的软件（参见第9章），以及可靠的数据存储系统。优化新生儿脑成像条件设置。建议使用适于早产儿和足月儿的CUS成像的预设条件。针对个别病例和在特定情况下操作者可对设置参数进一步优化（参见第3章）。

2.1.2　探头（换能器）

建议使用凸阵或曲面阵列探头，探头大小应与前囟相吻合（图2.1）。使用超声耦合剂以保证探头与皮肤接触良好。最好使用微型凸阵探头（图2.1）。如果囟门过小或用帽式固定通气支持系统时，可使用更小的相控阵探头，但与凸阵探头相比视野较小、图像质量较差（图2.2）。

由于具有高扫查频率和平行超声束，线阵探头提供了极好的近场分辨力，但

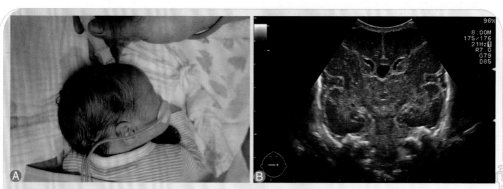

A.匹配良好的凸阵探头，置于前囟上；B.胎龄25周的超早产儿，出生后第2天，使用微型凸阵探头经侧脑室水平冠状面CUS，大脑显示完整，图像良好

图2.1　凸阵探头声像图

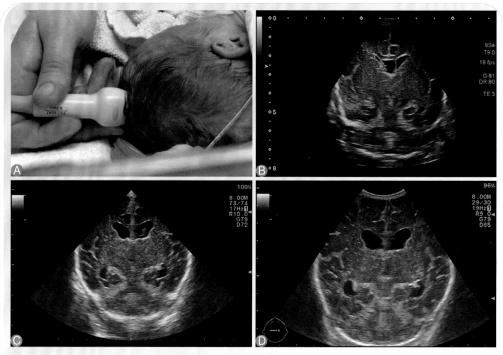

A.较小的相控阵探头，置于前囟上；B.使用相控阵探头对极早产儿经冠状面CUS，由于扫查面积小，不能很好地评估脑室周围白质（与图2.1B比较）；C、D.早产儿出血后脑室扩张，使用相控阵探头（图C）经侧脑室水平CUS，增宽的脑室占据近场图像，干扰了脑室周围白质的显示（箭头），使用凸阵探头（图D），由于扫查面积足够大，脑室周围白质（箭头）可以充分显示

图2.2 不同探头对比声像图（1）

其因接触面积大（图2.3）、远场分辨力不佳，故不适合常规CUS监测。然而，它可提供浅表结构（皮质、皮质下白质、蛛网膜下腔和硬膜下隙）的详细视图，并能显示上矢状窦的血流（参见第9章）（图2.4）。

探头频率越高，近场分辨力越好；探头频率越低，分辨力越低，但穿透力更好（参见第3章）。因此，超声系统应配备多频探头 [5-7.5（8）～10（11）MHz]。

新生儿头颅相对较小，因此，探头频率为7.5～8 MHz常可获得高质量的图像。在大多数新生儿中，该频率范围可使整个大脑结构显示良好。为了更好地评估最表浅的结构和（或）头部体积小的小婴儿，我们建议使用10 MHz或11 MHz的更高频率探头扫查，以获得更高的近场分辨力（图2.5）。另外，如果需要更高穿透力的声束，如较大或头发浓密卷曲的婴儿，或为了观察深部结构，建议使用较低频率探头（约5 MHz）进行扫查（图2.6）。

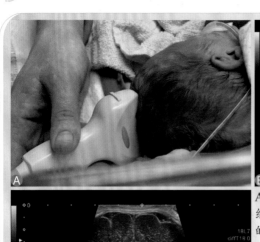

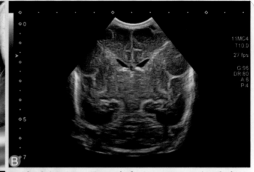

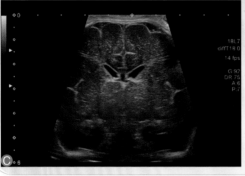

A.线阵探头，置于前囟上；B、C.极早产儿经侧脑室水平冠状面CUS，使用频率10 MHz的凸阵探头（图B）和频率18 MHz的线阵探头（图C），显示使用线阵探头时大脑的整体显示欠佳，近场分辨力更高

图2.3　不同探头对比声像图（2）

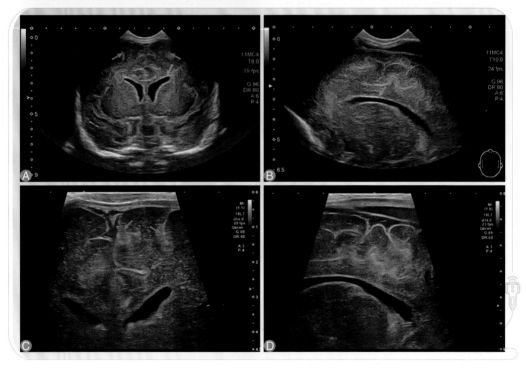

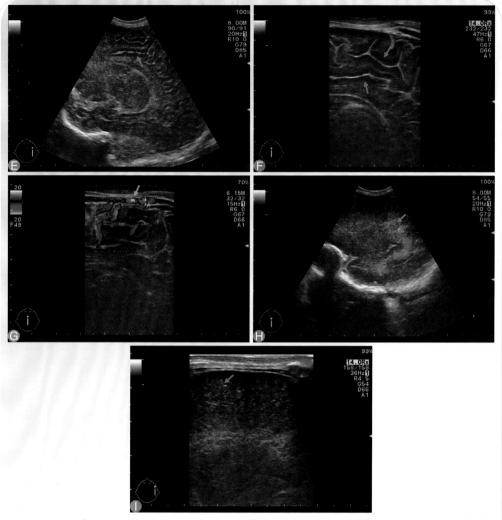

A～D.GBS脓毒症/脑膜炎足月儿，使用凸阵探头（图A、图B）和线阵探头（图C、图D）经冠状面（图A、图C）和旁矢状面（图B、图D）CUS，使用凸阵探头时，可很好地观察大脑全貌，显示皮质周围回声增强（蓝箭头），提示皮质损伤，脑室壁回声增强（绿箭头），提示脑室炎，线阵探头的图像分辨力很高，显示了皮质损伤的更多细节（蓝箭头），但失去了对大脑全貌的观察；E～G.顽固性癫痫足月儿，使用凸阵探头（图E）和线阵探头（图F）经旁矢状面CUS，更细致地显示肿胀的皮质（图F蓝箭头），使用线阵探头行彩色多普勒，显示皮质浅动脉和上矢状窦内血流（图G绿箭头）；H、I.极早产儿，使用凸阵探头（图H）经岛叶旁矢状面CUS，显示白质回声不均匀（蓝箭头），使用线阵探头（图I）显示回声深入白质（蓝箭头），但大脑整体图像无法显示完整

图2.4　不同探头对比声像图（3）

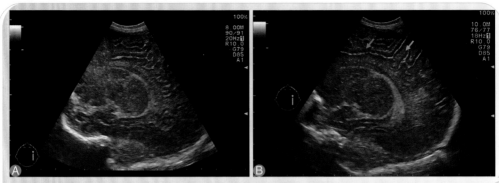

A、B.顽固性癫痫足月患儿（与图2.4E～图2.4G为同一患儿），使用8 MHz和10 MHz探头经旁矢状面CUS，显示图B分辨力较好，浅表结构（皮质，蓝箭头）及皮质下白质（绿箭头）更为清晰

图2.5 不同探头频率对比声像图

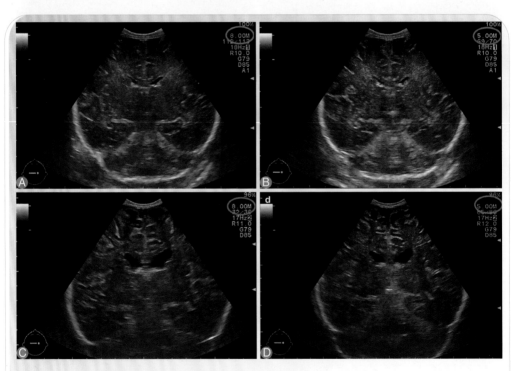

A、B.使用8 MHz和5 MHz探头对足月儿经冠状面CUS，高频探头获得图像分辨力更高，低频探头分辨力较低，但小脑（蓝箭头）显示较好；C、D.足月等效年龄6个月的早产儿经冠状面CUS（新生儿期因脑室内出血导致轻度脑室扩张），探头频率为8 MHz时（图C），由于头部过大，探头与大脑结构之间距离过大，显示图像穿透力较差，探头频率为5 MHz时（图D），显示图像具有较好穿透力

图2.6 新生儿不同探头频率对比声像图

2.2 数据管理

应对图像进行回顾核查。因此，建议使用专用的数字存储系统，以便进行可靠的存储和后期测量、评估。患者相关信息（姓名、出生日期、检查日期和医院编号）应与超声图像一起存储。

2.3 安全性

超声医师或内科医师应经过专门培训，才能安全可靠地进行CUS检查。此外，检查医师应充分了解新生儿大脑的正常解剖结构和具体特征，以及新生儿（早产儿）大脑的成熟现象。检查医师还应充分了解常见的特定年龄段的先天性或后天性的大脑异常，能够识别并查找它们。超声医师应意识到孱弱的患病新生儿（早产儿）的特殊需求，并应采取必要的卫生预防措施，包括合适的穿着、手部的卫生，以及使用符合医院规程的清洁超声设备和探头。超声耦合剂优选无菌的并可以在室温下存储的。另外应避免因打开温箱而导致婴儿受凉。

CUS设备和步骤：

◆便携式超声机。

◆专用CUS软件。

◆标准CUS设置；必要时调整。

◆数码存储系统。

◆避免对婴儿过多扰动或使之受凉。

◆采取必要的预防（卫生）措施。

探头：

◆探头频率范围为5～11 MHz。

 -最好使用凸阵探头。

◆适当大小的探头。

◆标准检查：7.5～8 MHz。

◆小婴儿和（或）浅表结构：采用高频扫查（10 MHz或11 MHz）。

◆大婴儿、头发浓密和（或）深部结构：采用低频扫查（4～6 MHz）。

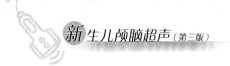

延伸阅读

[1] COUTURE A, VEYRAC C, BAUD C, et al. Advanced cranial ultrasound: transfontanellar Doppler imaging in neonates. Eur Radiol, 2001, 11（12）: 2399-2341.

[2] DANEMAN A, EPELMAN M. Neurosonography: in pursuit of an optimised examination. Pediatr Radiol, 2015, 45（3）: S406-S412.

[3] ECURY-GOOSSEN G M, CAMFFERMAN F A, LEIJSER L M, et al. State of the art cranial ultrasound imaging in neonates. J Vis Exp, 2015, 2（96）: e52238.

[4] MILLER E, DANEMAN A, DORIA A S, et al. Colour Doppler US of normal cerebral venous sinuses in neonates: a comparison with MR venography. Pediatr Radiol, 2012, 42（9）:1070-1079.

[5] MEIJLER G. Neonatal cranial ultrasonography. Diagnostic pediatric ultrasound, 2016.

[6] STEGGERDA S J, LEIJSER L M, WALTHER F J, et al. Neonatal cranial ultrasonography: how to optimise its performance. Early Hum Dev, 2009, 85（2）: 93-99.

[7] VAN WEZEL-MEIJLER G, STEGGERDA S J, LEIJSER L M. et al. Cranial ultrasonography in neonates: role and limitations. Semin Perinatol, 2010, 34（1）: 28-38.

[8] VAN WEZEL-MEIJLER G, DE VRIES L S. Cranial ultrasound-optimising utility in the NICU. Curr Pediatr Rev, 2014, 10（1）: 16-27.

第3章

颅脑超声检查：技术与声窗

　　早产儿和患病足月儿需在保温箱中进行检查，同时对重要生命参数进行监测（参见第2章和图1.1）。建议仅打开保温箱小窗检查以避免失温。经前囟扫查时很少需要对婴儿进行体位调整（轻微调整除外）。较大的婴儿、足月儿和健康的新生儿可以在婴儿床、汽车座椅或成人的大腿上接受检查（图3.1）。

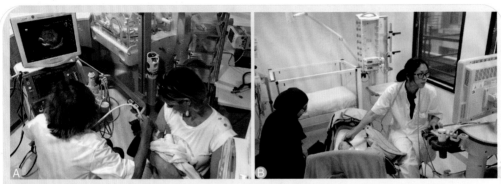

在门诊环境，对两名相当于足月等效年龄的早产儿行CUS。A.婴儿放置在母亲的腿上；B.婴儿放置在婴儿车上

图3.1　早产儿CUS扫查

　　每次检查前，确保超声探头和线缆已清洁（应使用超声设备的专用清洁剂），并涂抹足量耦合剂，使探头与皮肤充分接触。特别是对于极早产儿，应尽可能使用无菌和（或）加热耦合剂（图3.2）。

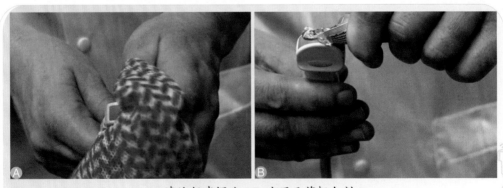

A.清洁超声探头；B.应用无菌耦合剂

图3.2　探头及耦合剂使用方法

3.1 仪器调节

推荐使用标准CUS预设条件，可应用于大多数常规CUS检查，并在需要时进行调整。

3.1.1 扫查深度

开始CUS检查时，应根据头颅的大小，调整扫查窗的深度，以获得填充扇形窗口并显示整个大脑深度的图像（图3.3）。

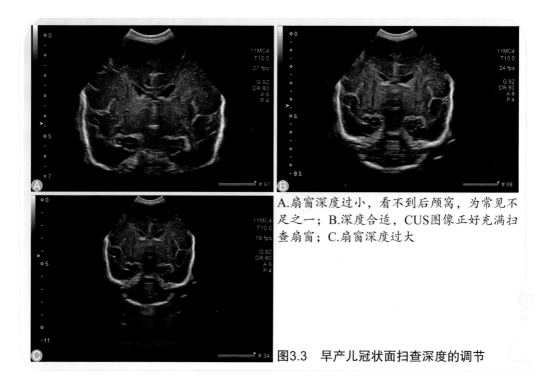

A.扇窗深度过小，看不到后颅窝，为常见不足之一；B.深度合适，CUS图像正好充满扫查扇窗；C.扇窗深度过大

图3.3 早产儿冠状面扫查深度的调节

3.1.2 扫查区域

此外，可以调整扫查窗口的宽度，以尽可能充分显示脑实质，并避免伪像（图3.4）。

3.1.3 增益

应适当调节增益以平衡图像的整体亮度，避免图像过亮或者过暗。时间增益补偿可用于调整图像特定区域的增益，如浅层或深层结构（图3.5）。

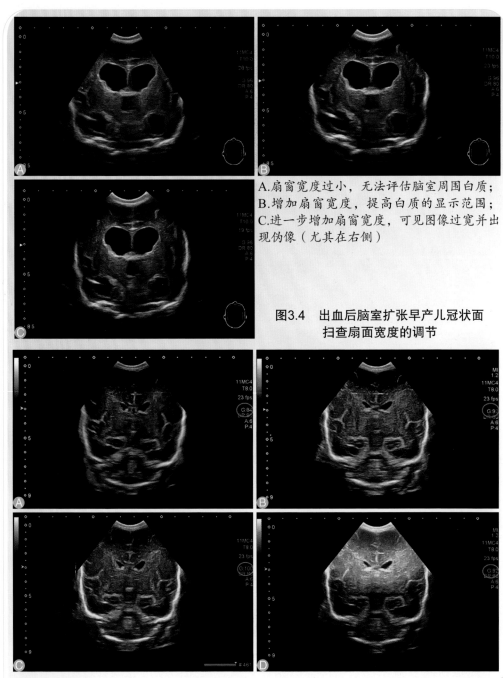

A.扇窗宽度过小，无法评估脑室周围白质；
B.增加扇窗宽度，提高白质的显示范围；
C.进一步增加扇窗宽度，可见图像过宽并出现伪像（尤其在右侧）

图3.4　出血后脑室扩张早产儿冠状面扫查扇面宽度的调节

A.增益过低，CUS图像太暗；B.增加增益使图像亮度适宜；C.进一步增加增益，图像过亮；D.在图像近场太亮，明显超过远场时调节时间增益补偿，调节时间增益补偿应使图像由近场至远场回声亮度一致

图3.5　早产儿冠状面扫查增益和时间增益补偿的调节

3.1.4 探头频率

如第2章所述，新生儿CUS图像由高频微凸阵探头采集，可以获得幕上结构的最佳显示。进一步提高探头频率可增加近场图像分辨力，优化小头颅早产儿的图像质量。较大婴儿或观察深部结构时，可能需要使用较低频率探头以获得足够的穿透力（图3.6、图3.7、图2.5和图2.6）。在实际操作中，我们建议至少设置两个CUS检查预设条件，一个用于早产儿，一个用于较大婴儿。

3.1.5 焦点

除对探头频率进行调节外，调节焦点位置也可改善图像质量（图3.6）。在焦点深处，超声束最窄，因此分辨力较高。焦点应设置在感兴趣区或稍低的位置。大多数高端探头具有多个焦点，提高了大脑更大范围的分辨力。然而，焦点数量增加会降低图像帧频，可能导致CUS图像处理减慢。

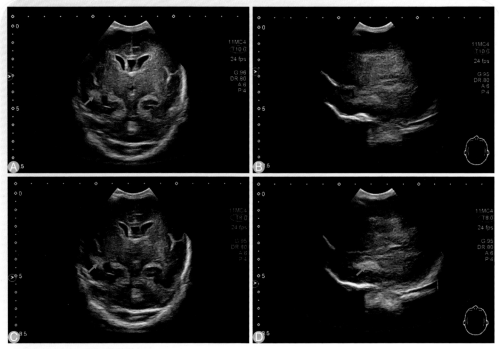

A、B.早产儿行冠状面和右侧旁矢状面扫查，探头频率为10 MHz，焦点深度位于脑室旁区域，冠状面显示右侧脑室颞角周围异常不对称回声区，但在矢状面上显示不清；
C、D.显示为同一图像，探头频率为8 MHz，焦点位置对应相应深度，在冠状面和矢状面上均可清晰显示异常回声区（箭头）

图3.6 早产儿不同探头频率对比声像图

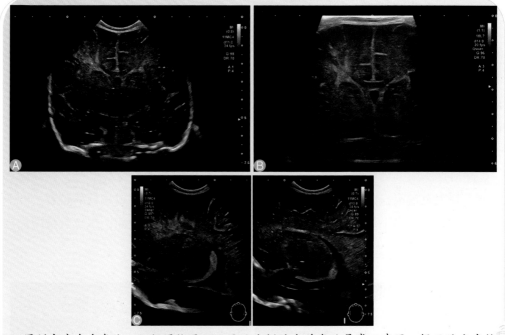

36周剖宫产出生患儿。A.经冠状面CUS显示右侧脑室前角处异常回声区，提示脑室旁静脉梗死；B.同一切面使用高频线阵探头，异常区显示更为清晰；C.右侧及左侧矢状面示右侧脑室旁白质异常回声区，右侧脑室后角线样高回声，可能是之前的脑室内出血所致

图3.7　呼吸窘迫综合征患儿不同探头频率对比声像图

3.2　前囟声窗

前囟在标准的CUS操作流程中作为常用声窗。至少应在6个标准冠状面和5个标准矢状面上记录图像。这些标准切面和切面中显示的解剖结构将在第二部分中阐述。

在上述标准切面基础上，还应扫查整个大脑，以观察大脑全貌，依此可对解剖结构进行评估，发现细微变化和（或）浅表病变。除标准切面外，对于任何可疑异常，应在两个平面上记录图像（图3.6~图3.8）。

3.2.1　冠状面

前囟触诊，探头置于囟门中部，使左侧大脑投影到显示器的右侧，反之亦然（图3.9）。随后探头前后倾斜，扫查整个大脑，从眼眶水平额叶到后顶叶和枕叶（参见第二部分）。

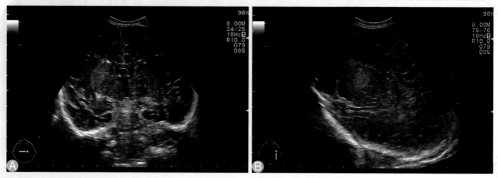

A、B.冠状面和矢状面示右侧基底节单侧回声增高，反映了大脑中动脉穿支梗死（豆状核梗死）

图3.8 足月儿声像图

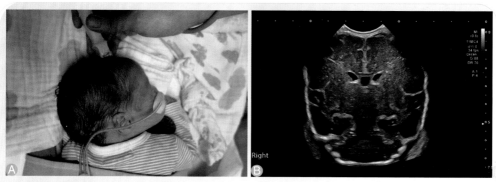

A.获取冠状面的探头位置；B.第4冠状面水平处的超声图像（参见第二部分），右侧大脑投影在图像的左侧，反之亦然

图3.9 早产儿前囟冠状面声像图

3.2.2 矢状面

探头再次定位在前囟的中部，旋转90°，使标记指向婴儿面中部。大脑前部将投影在显示器左侧（图3.10）。首先清晰显示大脑中线，随后探头向右及向左倾斜足够角度，以扫查两侧的外侧裂和岛叶（参见第二部分）。由于侧脑室向后方，探头应稍稍向后倾斜。第2和第4矢状面可分别显示右侧和左侧脑室全长（参见图3.10和第二部分），第3和第5旁矢状面显示岛叶（参见第二部分）。

矢状面扫查时，标注所显示大脑的方位十分重要，可通过使用体标或标注来完成（图3.10）。

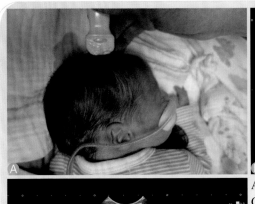
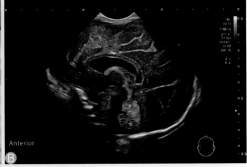

A.获得矢状面的探头位置；B.正中矢状面；
C.右侧旁矢状面，大脑的前部投影在图像的
左侧，箭头示体标

图3.10　早产儿前囟矢状面声像图

3.3　辅助声窗

如果仅将前囟作为声窗，则离前囟较远的大脑深层结构可能无法充分显示。降低探头频率可增加穿透深度（图2.5、图2.6和图3.6），但细节信息会缺失。如果能够通过距离这些结构更近的声窗进行扫查（图3.11，参见第二部分），就可获得更好的图像显示效果，从而允许使用更高频率、更高分辨力的探头，并从不同角度进行观察（表3.1）。

获得的切面和可探及的解剖结构将在第二部分中阐述。为避免对婴儿过多操作，建议仅使用易于接近的声窗（如果婴儿左侧卧位，则仅使用右侧声窗，反之亦然）。当婴儿变换体位时，可以继续检查。

附录中列出了CUS使用补充声窗的提示建议。

3.3.1　后囟

后囟位于顶骨和枕骨之间（图3.11），可以清楚看到侧脑室的枕角、枕叶和颞叶实质，以及后颅窝结构。使用后囟声窗，可以在冠状面和矢状面上看到后颅

窝。触诊后囟，探头放置在囟门中间位置，以获得冠状面（图3.12），并旋转到垂直方向以获得矢状面（图3.13）。通过后囟扫查，可以更准确地检查侧脑室枕角出血、枕叶及颞叶损伤、小脑出血和后颅窝畸形（图3.14、图3.15）。

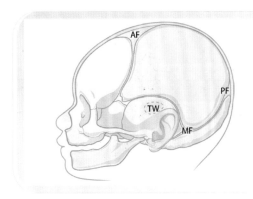

AF：前囟；PF：后囟；MF：乳突（或后外侧）囟；TW：颞窗

图3.11 CUS检查声窗

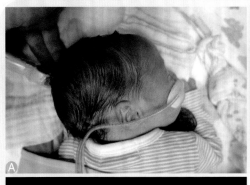

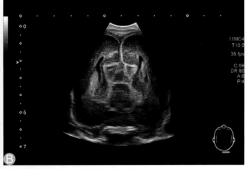

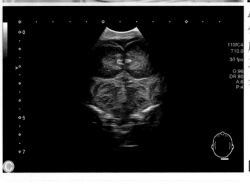

A.获取冠状面的探头位置；B.冠状面显示侧脑室枕角、脉络丛、枕叶、颞叶及中脑；C.下冠状面显示枕叶、距状沟、小脑幕、小脑半球及小脑延髓池（参见第二部分图12.4）

图3.12 极早产儿后囟冠状面声像图

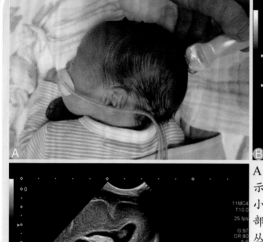
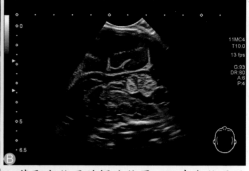

A.获取矢状面的探头位置；B.中矢状面显示枕叶、小脑蚓部、导水管、第四脑室、小脑延髓池、四叠体池、脑干及胼胝体后部；C.旁矢状面显示枕叶、侧脑室、脉络丛、距状沟及丘脑（参见第二部分图12.7、图12.8）

图3.13　极早产儿后囟矢状面声像图

3.3.2　颞窗

通过颞窗可以获得良好的脑干横切面（图3.11）。探头置于外耳道前上方约1 cm处，水平放置，调整探头位置至获得脑干图像（图3.16）。该切面的图像质量取决于颞窗骨质厚度。经颞窗扫查，可对Willis环行频谱多普勒血流测量（图3.17），并显示导水管和基底池，以及检测脑干异常。此外，经颞窗还可以显示脑室系统（第三、第四脑室和颞角）和导水管的扩张（图3.18）。

3.3.3　乳突囟

乳突囟位于颞骨、枕骨和后顶骨的交界处（图3.11）。这些声窗可以在两个平面上显示后颅窝和中脑。耳廓轻轻向前弯曲后，将探头置于耳后耳屏正上方，随后移动直至获得后颅窝的良好视野。探头于垂直方向上获得冠状面（图3.19），探头于水平方向上获得横切面（图3.20，参见第二部分）。

使用乳突囟作为附加的声窗，可以检测这些区域的先天性异常和出血，特别是小脑发育不全、小脑出血、轴外后颅窝出血和第三、第四脑室扩张（图3.21、图3.22）。也可使用乳突囟检测缺血性及感染性小脑损伤（图3.23）。此处也是测量小脑横径的良好声窗，小脑横径是一种可用于估测新生儿胎龄的重要方法。

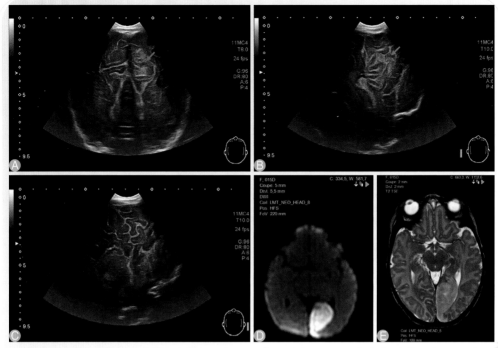

A.冠状面显示左侧枕叶异常不对称回声，正常脑沟与脑回分界消失（箭头）；B.左侧旁矢状面也显示左侧枕叶异常回声区（箭头）；C.正常右侧旁矢状面；D、E.2周时MR T$_2$WI与DWI也证实了左侧大脑后动脉梗死

图3.14　产后2周足月儿后囟声像图

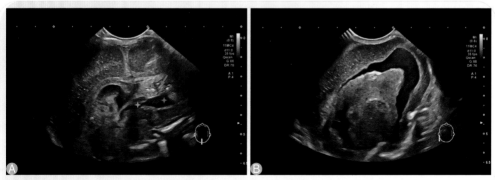

双侧脑室内出血Ⅲ级伴出血后脑室扩张。A.中矢状面显示第四脑室扩张（蓝星号）、小脑蚓部移位（蓝箭头）和导水管增宽（绿星号）；B.左旁矢状面显示脑室枕角严重扩张，充满血凝块

图3.15　产后8天早产儿后囟声像图

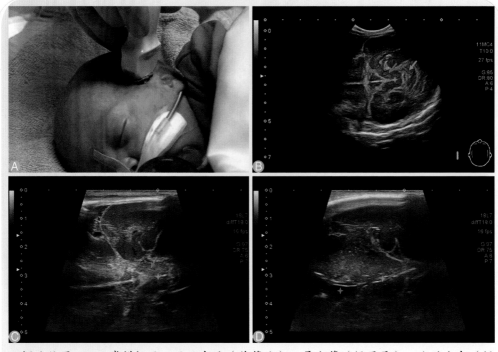

A.探头位置；B.正常横切面，显示中脑（蓝箭头）、导水管（绿星号）、小脑上部（绿箭头）、颞叶及颞角；C.与图B为同一切面，但使用高频线阵探头，图像细节较好；D.使用线阵探头，轻微旋转，清晰显示中脑、第三脑室（蓝星号）和导水管（绿星号）（参见第二部分图13.3）

图3.16　极早产儿颞窗声像图

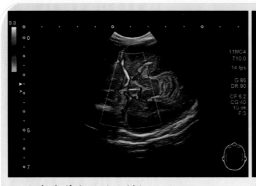

彩色多普勒于脑干横切面显示Willis环（参见第9章及第二部分图13.3）

图3.17　颞窗彩色多普勒声像图

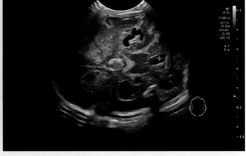

与图3.15为同一出血后脑室扩张早产儿，显示第三脑室扩张、血凝块充填（蓝箭头）、颞角扩张（绿箭头）、第四脑室扩张和血凝块（星号）

图3.18　颞窗声像图

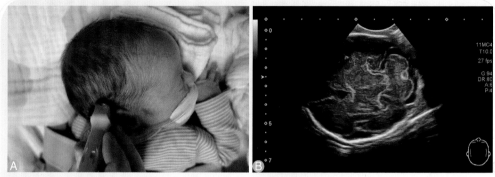

A.获取冠状面的探头位置；B.显示小脑、小脑延髓池、中脑导水管和颞叶（参见第二部分图14.3）

图3.19　极早产儿乳突囟冠状面声像图

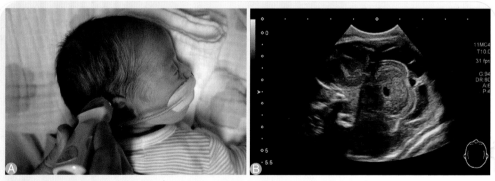

A.横切面的探头位置；B.显示小脑、第四脑室和小脑延髓池（参见第二部分图14.6）

图3.20　极早产儿乳突囟横切面声像图

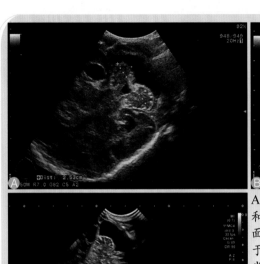

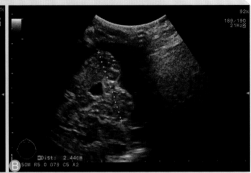

A、B.胎龄28周的极早产儿，患线粒体疾病和小脑发育不良，经乳突囟冠状面和横切面CUS，图中标注的小脑直径测量，明显小于相应胎龄；C.胎龄32周早产儿，左侧小脑半球发育不良，经乳突囟冠状面CUS

图3.21　乳突囟声像图

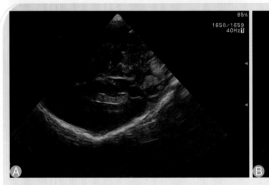

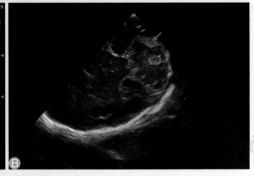

A、B.经右侧和左侧冠状面CUS显示左侧小脑半球出血（箭头）

图3.22　小脑出血早产儿乳突囟声像图

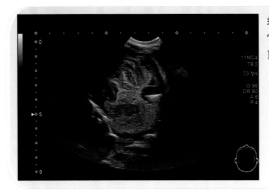

经横切面CUS显示小脑半球回声增强，正常裂隙和叶状结构缺失（与第二部分图14.6G比较）

图3.23 合并GBS脑膜炎的缺血性小脑损伤的足月儿乳突囟声像图

表3.1 前囟CUS和补充声窗

前囟 CUS	补充声窗
·标准声窗（幕上结构）	·后囟（枕叶实质、枕角、后颅窝）
·从额到枕、从右向左扫查整个大脑	·颞窗（颞叶及角、中脑、Willis环、血流测量）
·记录至少6个标准冠状面和5个标准（旁）矢状面	·乳突囟（中脑、后颅窝、脑室系统）
·记录异常（可疑）部位两个平面	

附录：经补充声窗探查的建议

早产儿（孕龄＜30周）：

◆第3天前后（小脑出血？）。

◆在伴有循环和（或）呼吸不稳定的复杂医疗过程中需要额外扫查。

◆极早产儿或幕上脑损伤患儿足月期前后（评估小脑发育）。

早产儿及足月儿：

◆脑室内出血［枕角和（或）第四脑室出血？合并小脑出血?］。

◆怀疑后颅窝出血需行标准CUS检查。

◆不明原因脑室扩张。

◆怀疑后颅窝异常（产前）。

◆先天性畸形。

◆代谢性疾病（疑似）。

◆缺氧缺血性脑损伤。

◆无法解释的神经症状。

◆Willis环血流速度测量。

延伸阅读

[1] CORREA F, ENRÍQUEZ G, ROSSELLÓ J, et al. Posterior fontanelle sonography: an acoustic window into the neonatal brain. AJNR Am J Neuroradiol, 2004, 25（7）:1274-1282.

[2] ECURY-GOOSSEN G M,CAMFFERMAN F A, LEIJSER L M, et al.State of the art ultrasound imaging in neonates. J Vis Exp, 2015（96）: e5223 .

[3] ENRIQUEZ G, CORREA F, ASO C, et al. Mastoid fontanel approach for sonographic imaging of the new born brain. Pediatr Radiol, 2006, 36（6）: 532-540.

[4] DI SALVO D N. A new view of the neonatal brain: clinical utility of supplemental neurologic US imaging windows. Radiographics, 2001, 21（4）: 943-955.

[5] STEGGERDA S J, VAN WEZEL-MEIJLER G. Cranial ultrasound of the immature cerebellum: role and limitations. Semin Fetal Neonatal Med, 2016, 21（5）: 295-304.

[6] STEGGERDA S J, LEIJSER L M, WALTHER F J, et al. Neonatal cranial ultrasonography: how to optimize its performance. Early Hum Dev, 2009, 85（2）: 93-99.

[7] STEGGERDA S J, DE BRUÏNE F T, SMITS-WINTJENS V E, et al. Posterior fossa abnormalities in high-risk term infants: comparison of ultrasound and MRI. Eur Radiol, 2015, 25（9）: 2575-2583.

[8] VAN WEZEL-MEIJLER G, STEGGERDA S J, LEIJSER L M. Cranial ultrasonography in neonates: role and limitations. Semin Perinatol, 2010, 34（1）: 28-38.

第4章

超声检查内容

超声检查内容的评估

CUS检查可以评估大脑的解剖结构（参见第二部分）和成熟度（参见第8章），以及识别先天性或者获得性的病理改变。通常，应至少在两个不同的切面上对异常部位进行观察（图3.8）。Govaert和De Vries的《颅脑超声图谱》中详细介绍了可由CUS显示的颅脑病变相关内容[1]。

4.1.1 检查颅脑病变的系统方法

在用CUS评估病变之前，应确定图像质量（参见第3章）。异常表现（可疑病变）应至少在两个切面中可见。如果只在一个切面上显示的"异常"可能是伪像或假象。

在查找异常病变时，建议参考以下系统的方法指南。

◆解剖结构是否可以区分，看起来是否正常（参见第二部分）？

◆大脑的成熟（皮质折叠）是否符合胎龄（参见第8章；图4.1）？

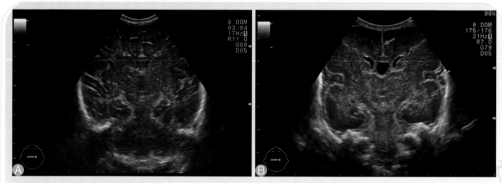

与胎龄25⁺¹周的超早产儿（图B）相比，足月儿（图A）的皮层折叠程度更高，另请注意超早产儿可见宽大开放的外侧裂（绿箭头）和光滑的半球间裂（蓝箭头）

图4.1 侧脑室前角水平冠状面声像图

◆大脑皮质和白质之间有正常的区别吗（图4.2）？

◆皮质回声正常吗（图4.3、图3.14）？

◆脑室周围和皮质下白质的回声是否正常且均匀（图4.4）？

◆丘脑和基底节回声是否正常且均匀（图4.5）？

◆脑室系统的大小、宽度、内膜和回声是否正常（图4.6、图4.7）？

◆脑室扩大时，应根据标准指南测量侧脑室（图4.7）（Levene[2]、Davies[3]、Brouwer[4]；参见附录）。

◆蛛网膜下腔的宽度是否与年龄相符（图4.8）？

◆是否有中线偏移（图4.9）？

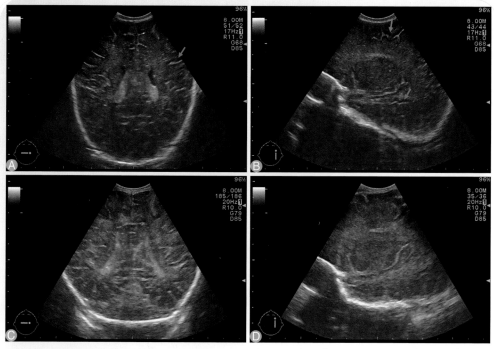

A、B.经侧脑室前角水平冠状面和岛叶水平矢状面的正常图像，显示正常低回声皮质（蓝箭头）及皮质与白质的区别；C、D.经侧脑室前角水平冠状面和岛叶水平矢状面CUS，缺氧缺血性脑损伤时正常解剖结构消失，弥漫性回声增强，皮质模糊导致灰质白质区分不清（"模糊脑"）

图4.2 足月儿冠状面和矢状面声像图

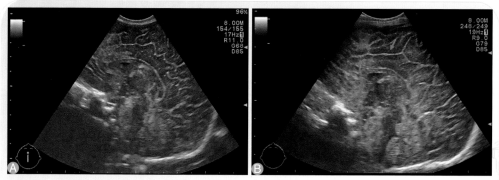

A.正常图像；B.缺氧缺血性脑损伤时低回声皮质边缘增宽（箭头），提示皮质损伤

图4.3 足月儿矢状面声像图

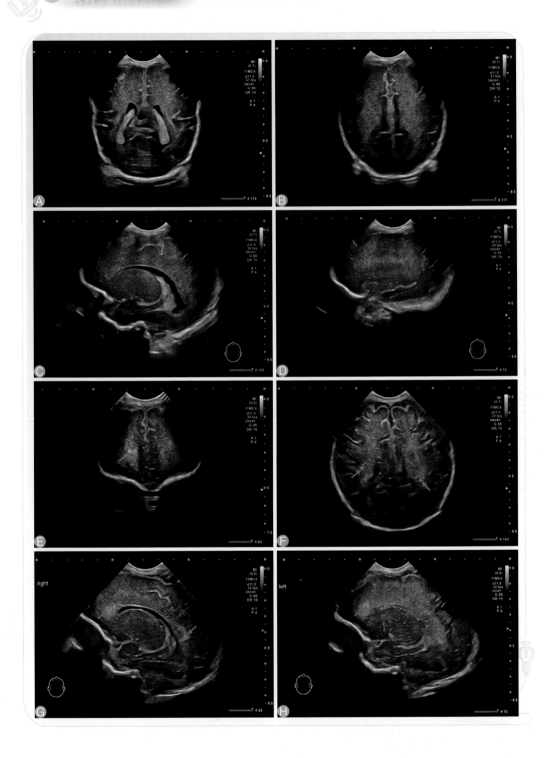

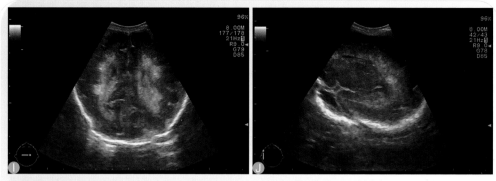

A~D.胎龄25周的超早产儿，出生4周后CUS显示脑室周围白质回声正常、均匀，低于脉络丛（蓝箭头），经侧脑室前角和顶枕叶水平冠状面CUS（图A、图B），经侧脑室和岛叶水平旁矢状面CUS（图C、图D），显示线性回声与侧脑室平行，这是一种生理现象（图A绿箭头），另须注意图A中的回声区（短箭头），表示伪像（仅在1个图像方向可见），脉络丛回声不均匀（图A、图C），在这个年龄可能是一个正常现象；E~H.早产儿，双胎妊娠34周出生，伴随共生胎儿宫内死亡，在出生后第2天CUS显示脑室周围白质回声不均匀增强，伴随一些局灶性增强（蓝箭头）：病理性脑室周围回声；I、J.伴随呼吸衰竭（胎龄31^{+2}周，双胎第2胎）的患儿经冠状面和旁矢状面CUS，显示侧脑室壁周围白质回声明显增强且不均匀：病理性脑室周围回声，提示白质损伤

图4.4　不同新生儿脑室周围白质声像图

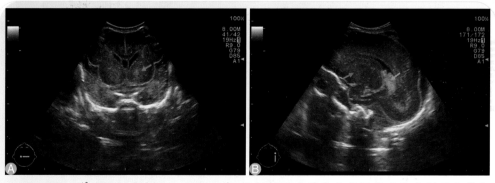

A、B.胎龄24^{+3}周的超早产儿，出生后第1天经侧脑室前角水平冠状面和左侧脑室旁矢状面CUS，显示基底节的轻微、弥漫性回声（蓝箭头），这在超早产儿直至足月等效年龄前都算是正常表现，另须注意不规则脉络丛（图B绿箭头），这可能是超早产儿的正常表现；

图4.5　不同新生儿丘脑和基底节声像图

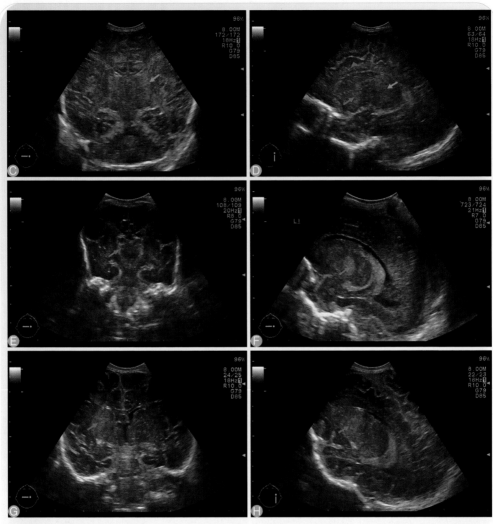

C、D.严重缺氧缺血性脑损伤足月儿，经侧脑室水平冠状面和右侧脑室旁矢状面CUS，显示基底节（图D蓝箭头）和丘脑（绿箭头）回声增强，在（近）足月儿中，提示深部灰质损伤，同时显示皮质边缘增宽（短箭头）和弥漫性回声增强（与图4.1A和图4.2B中正常图像相比）；E、F.胎龄25^{+2}周的超早产儿，经冠状面和旁矢状面CUS，显示丘脑局部回声增强（蓝箭头），提示丘脑损伤；G、H.足月儿经冠状面和旁矢状面CUS，显示右侧基底节区单侧回声增强（蓝箭头），提示大脑中动脉穿支梗死（豆状核梗死）（与图3.8相同）；

图4.5　不同新生儿丘脑和基底节声像图（续）

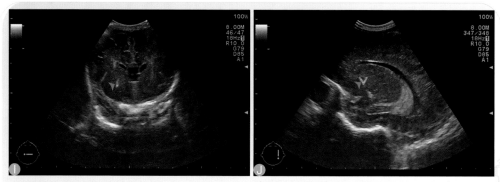

I、J.胎龄26^{+5}周的超早产儿，出生后第4周经冠状面和旁矢状面CUS，显示右侧豆状核血管呈线性回声（短箭头），提示豆状核血管病

图4.5 不同新生儿丘脑和基底节声像图（续）

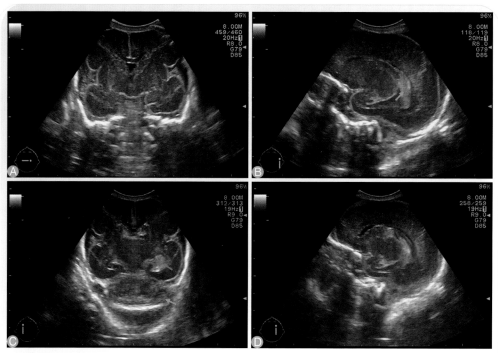

A、B. 胎龄25周的超早产儿，出生后第1天经侧脑室前角水平冠状面和右侧脑室旁矢状面CUS，显示顶叶白质细微的生理回声（蓝箭头），另须注意宽大的脉络丛（绿箭头），这是这个年龄段的正常表现；C、D.为同一患儿3小时后经冠状面和旁矢状面CUS，显示侧脑室前角和左颞角（蓝箭头）回声区，提示双侧脑室内出血，另须注意左侧小脑半球的不规则回声（图C绿箭头），提示小脑出血；

图4.6 不同新生儿脑室声像图

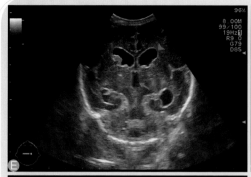

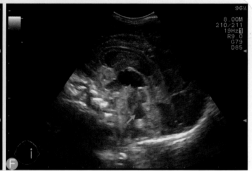

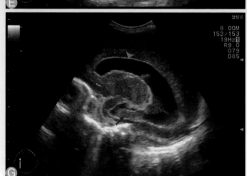

E~G.胎龄27^{+4}周的超早产儿，患有出血后脑室扩张，出生后第8天经冠状面、中矢状面和旁矢状面CUS，显示侧脑室、第三脑室（图E和图F蓝箭头）和第四脑室（图F绿箭头）的扩张及室壁的线状回声（图E和图G短箭头），另须注意右前角的血栓（图E红箭头）、透明隔腔的回声（图F红箭头）以及枕角和颞角的回声（图G红箭头），提示出血

图4.6　不同新生儿脑室声像图（续）

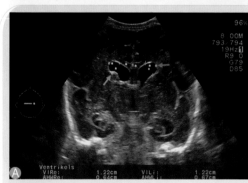

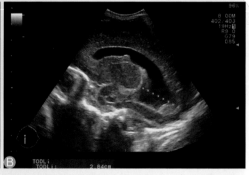

与图4.6E~图4.6G为同一早产儿，出生9天后，由于反复的腰椎穿刺以防止颅内压升高，脑室扩张得到了改善。A.经侧脑室前角水平冠状面CUS，Levene法测量脑室指数（蓝箭头），Davies法测量前角宽度（绿箭头）；B.经左脑室旁矢状面CUS，根据Davies法测量丘脑-枕叶距离

图4.7　侧脑室测量声像图

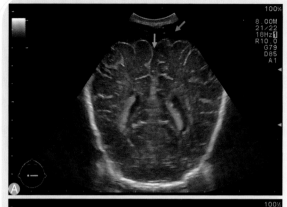

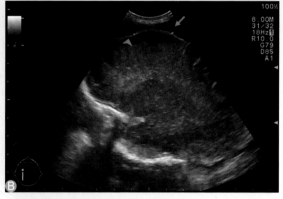

A、B.极早产儿,经侧脑室前角水平冠状面和旁矢状面CUS,与正常足月儿（图4.2A和图4.2B）比较,显示宽大的蛛网膜下腔（蓝箭头）、半球间裂变宽（绿箭头）和脑回稍饱满（脑回折叠减少）（短箭头）,提示体积减小

图4.8 不同新生儿蛛网膜下腔宽度声像图

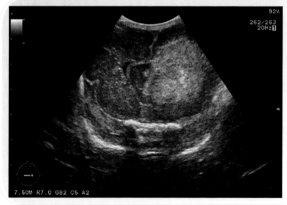

胎龄27周的超早产儿,经侧脑室前角水平冠状面CUS,显示左侧宽大的脑室内出血伴脑室周围出血性梗死（箭头）及脑中线向右侧移位

图4.9 脑中线移位声像图

影像评估内容：

◆解剖结构。

◆成熟度。

◆大脑皮质或白质的分辨。

◆皮质。

◆脑室周围和皮质下白质。

◆丘脑和基底节。

◆脑室系统。

◆测量。

◆蛛网膜下腔。

◆中线移位？

附录：侧脑室测量

◆脑室指数：中线与前角侧壁之间的距离（冠状面）[2]（图4.7A）。

◆前角宽度：在其最宽点（冠状面）测量的前角对角线宽度[3]（图4.7A）。

◆丘脑-枕叶距离：丘脑与枕角外缘（矢状面）之间的距离[3]（图4.7B）。

在第3冠状面（在室间孔水平），通过测量脑室侧壁到中线的距离来测量左侧脑室和右侧脑室宽度。参考值见参考文献[4]（图4.7）。

侧脑室前角宽度在第3冠状面（室间孔水平）测量。宽度在每侧的测量值为最宽点内侧壁和侧脑室底之间的距离。参考值见参考文献[4]（图4.7A）。

在第2和第4旁矢状面上，每侧的TOD测量值为丘脑与脉络丛交界处的最远点与枕角最外缘之间的距离。参考值见参考文献[4]（图4.7B）。

参考文献

[1] GOVAERT P, DE VRIES L S. An atlas of neonatal brain sonography. 2nd edn. Cambridge: Mac Keith Press, 2010.

[2] LEVENE M I. Measurement of the growth of the lateral ventricles in preterm infants with real-time ultrasound. Arch Dis Child,1981, 56 （12）: 900-904.

[3] DAVIES M W, SWAMINATHAN M, CHUANG S L, et al. Reference ranges for the linear dimensions of the intracranial ventricles in preterm neonates. Arch Dis Child Fetal Neonatal Ed, 2000, 82 （3）: F218-F223.

[4] BROUWER M J, DE VRIES L S, GROENENDAAL F, et al. New reference values for the neonatal cerebral ventricles. Radiology, 2012, 262 （1）: 224-233.

延伸阅读

[1] BOXMA A, LEQUIN M, RAMENGHI L A, et al. Sonographic detection of the optic radiation. Acta Paediatr, 2005, 94 （10）: 1455-1461.

[2] DANEMAN A, EPELMAN M. Neurosonography: in pursuit of an optimised examination. Pediatr Radiol, 2015, 45: S406-S412.

[3] DE GOEDEREN R, RAETS M M A, ECURY-GOOSSEN G M, et al. Effect of preterm birth on echogenicity in basal ganglia. Ultrasound Med Biol, 2017, 43 （10）: 2192-2199.

[4] DE VRIES L S, EKEN P, DUBOWITZ L M. The spectrum of leukomalacia using cranial ultrasound. Behav Brain Res, 1992, 49 （1）: 1-6.

[5] ECURY-GOOSSEN G M, CAMFFERMAN F A, LEIJSER L M, et al. State of the art cranial ultrasound imaging in neonates. J Vis Exp, 2015 （96）: e52238.

[6] FABRE C, TOSELLO B, PIPON E, et al. Hyperechogenicity of lenticulostriate vessels: a poor prognosis or a normal variant? A seven year retrospective study. Pediatr Neonatol, 2018, 59 （6）: 553-560.

[7] GRIFFITHS P D. Atlas of foetal and postnatal brain MRI. Philadelphia: Mosby Elsevier, 2010.

[8] HORSCH S, MUENTJES C, FRANZ A, et al. Ultrasound diagnosis of brain atrophy is related to neurodevelopmental outcome in preterm infants. Acta Paediatr, 2005, 94 （12）: 1815-1821.

[9] LEIJSER L M, DE VRIES L S, COWAN F M. Using cerebral ultrasound effectively in the newborn infant. Early Hum Dev, 2006, 82 （12）: 827-835.

[10] LEIJSER L M, SRINIVASAN L, RUTHERFORD M A, et al. Frequently encountered cranial ultrasound features in the white matter of preterm infants: correlation with MRI. Eur J Paediatr Neurol, 2009, 13 （4）: 317-326.

[11] LEIJSER L M, STEGGERDA S J, DE BRUÏNE F T, et al. Lenticulostriate vasculopathy in very preterm infants. Arch Dis Child Fetal Neonatal Ed, 2010, 95 （1）: F42-F46.

[12] MEIJLER.Neonatal cranial ultrasonography. Diagnostic pediatric ultrasound. Beek and Van Rijn, 2016.

[13] MURPHY N P, RENNIE J, COOKE R W.Cranial ultrasound assessment of gestational age in low birthweight infants. Arch Dis Child, 1989, 64（4）: 569-572.

[14] NAIDICH T P, GRANT J L, ALTMAN N, et al. The developing cerebral surface. Preliminary report on the patterns of sulcal and gyral maturation anatomy, ultrasound, and magnetic resonance imaging. Neuroimaging Clin N Am, 1994, 4（2）: 201-240.

[15] SIE L T, VAN DER KNAAP M S, VAN WEZEL-MEIJLER G, et al. Early MR features of hypoxic-ischaemic brain injury in neonates with periventricular densities on sonogram. Am J Neuroradiol, 2000, 21（5）: 852-861.

[16] SHIN H J, KIM M J, LEE H S, et al. Imaging patterns of sonographic LSV and correlation with clinical and neurodevelopmental outcomes. J Clin Ultrasound ,2015, 43（6）: 367-374.

[17] STEGGERDA S J, LEIJSER L M, WALTHER F J, et al. Neonatal cranial ultrasonography: how to optimise its performance. Early Hum Dev, 2009, 85（2）: 93-99.

[18] VAN WEZEL-MEIJLER G, DE VRIES L S. Cranial ultrasound—optimising utility in the NICU. Curr Pediatr Rev, 2014, 10（1）: 16-27.

[19] VAN WEZEL-MEIJLER G, LEIJSER L M, WIGGERS-DE BRUÏNE F T, et al. Diffuse hyperechogenicity of basal ganglia and thalami in preterm neonates: a physiologic finding? Radiology, 2011, 258（3）: 944-950.

第5章

超声检查时机

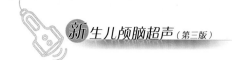

超声检查时机的评估

为了从CUS序列检查中获得最佳诊断信息，对于早产儿和患病的足月儿来说，认真地选择检查时机是非常重要的。如果没有选择最佳检查时机、两次检查间隔时间太长，或者CUS检查停止太早，都有可能会错过重要的信息或病变。另一方面，如果CUS检查的质量良好、检查时机选择得当、探头使用得当，早产儿进行一系列检查直至足月等效年龄，大多数临床相关的异常都能够被检测出来。

贯序的CUS不仅对准确可靠地检出脑损伤至关重要，而且也能评估大脑的生长和成熟情况，以及损伤持续时间和损伤的演变。

5.1.1 CUS筛查

在新生儿病房，大部分的CUS检查指南（参见第3章和第4章）和CUS筛查时间表是很有用的。新生儿病房之间的筛查时间表可能有很大的差别。在附录5.1中，介绍了荷兰儿科学会关于早产儿和高危足月儿改良版的CUS筛查国家指南。这些指南基于多项针对CUS性能的神经影像研究结果，并考虑了以下因素。

◆出生后尽快进行首次CUS检查可以发现有关大脑成熟度、先天性大脑异常、先天性感染、某些代谢障碍、创伤性脑损伤和产前病变的信息。它也可以作为后续CUS检查的基线和对照。

◆出血性病变通常会在发病后几小时显现出来。

◆新生儿中大多数出血性病变发生在出生前后。

◆超过90%的生发基质-脑室内出血（参见第6章），在出生后的前3天出现。

◆大多数小脑出血（参见第3章和第6章）发生在出生后的前3天或急性临床恶化后不久（图6.10）。

◆生发基质-脑室内出血和小脑出血常常共存。

◆生发基质出血通常发生在发病后的第1周。

◆出血后脑室扩张（参见第4章和第6章）往往在脑室内出血发生后的第7~14天发生，因此需要对脑室内出血新生儿进行频繁地连续扫查，特别是在大出血的情况下，因为出血后脑室扩张可能需要治疗（图5.1、图4.6E~图4.6G和图4.7）。

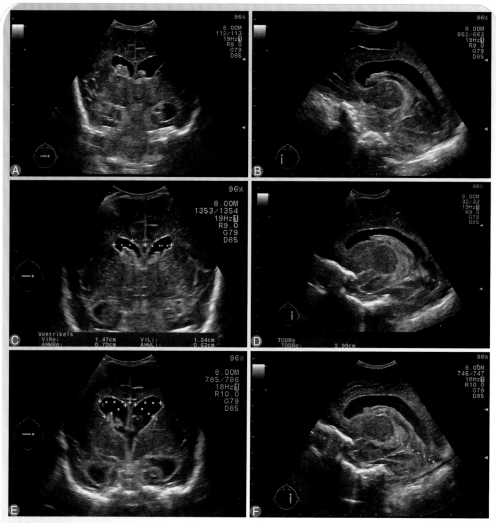

胎龄31⁺⁴周的极早产儿，围产期窒息，呼吸和循环衰竭，出生后第1天出现脑室内出血，2天内发展为双侧脑室内出血Ⅲ级（参见第6章）。A、B.出生后第6天经侧脑室前角冠状面和左侧脑室旁矢状面CUS，显示双侧脑室内出血导致出血后脑室扩张，反复引流脑脊液（腰椎穿刺法）以防止颅内压升高；C、D.经侧脑室额角冠状面和右侧脑室矢状面CUS，2天后，腰椎穿刺后脑室扩张明显改善，虚线表示侧脑室的测量值（参见第4章、附录和图4.7）；E、F.经第三脑室冠状面和右侧脑室矢状面CUS，反复的腰椎穿刺并没有稳定脑室大小（术前仍存在明显的脑室扩张），因此在出生后2周半内放置1个脑脊液储存囊；

图5.1 极早产儿不同阶段声像图和MRI

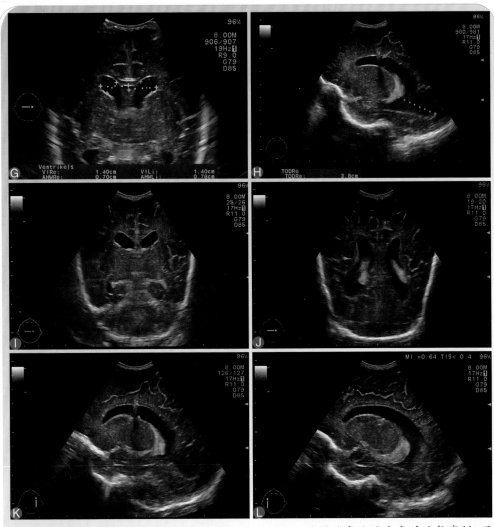

G、H.经侧脑室额角冠状面和右侧脑室矢状面CUS，放置脑脊液储存囊并反复穿刺3周后，脑室扩张情况有所改善，箭头示侧脑室脑脊液储存囊；I～L.分别经侧脑室体部冠状面、侧脑室三角区冠状面、右侧脑室矢状面和右侧脑室旁矢状面CUS，在足月等效年龄，出血后脑室扩张已经稳定下来，不再需要从脑脊液储存囊中反复抽取脑脊液，因此婴儿也就不需要行长期引流；

图5.1 极早产儿不同阶段声像图和MRI（续）

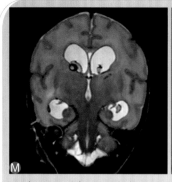
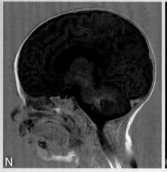
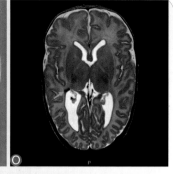

M.在放置脑脊液储存囊之前，于矫正胎龄34周进行的早期冠状面MR T₂WI扫查，显示由于颅内压升高而引起的严重的脑室扩张、侧脑室血凝块和脑白质（蓝箭头）的不规则信号强度；N、O.足月等效年龄的MR T₁WI逆向恢复图像，距中线稍右（图N），基底节水平轴位MR T₂WI（图O）显示大脑的正常成熟和生长，右侧脑室枕角不规则扩张（图O蓝箭头），这可能是由同侧的小静脉梗死（未显示）所致，仍然可以看到一些脑室内出血的残留物（图O绿箭头）

图5.1　极早产儿不同阶段声像图和MRI（续）
（由乌得勒支Wilhelmina儿童医院的Linda de Vries教授提供）

◆较大的小脑出血（参见第6章）可能会破坏发育中的小脑实质，因此要求随访CUS直至足月等效年龄（图5.2）。

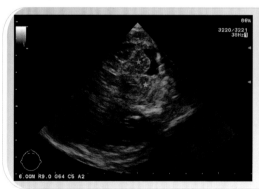

单绒毛膜双胞胎患有双胎输血综合征，其中1个患儿在胎龄20周时宫内死亡。供体双胎中另1个患儿于出生1天后被诊断为右侧小脑半球单侧出血，出生后经右乳突囟冠状面CUS，显示右侧小脑半球（蓝星号）明显小于左侧小脑半球（绿星号），且发育不良（失去正常的解剖学特征）

图5.2　早产儿（胎龄34周）声像图

◆缺血性损伤的超声表现出现的时间不同（几小时到几天）（图5.3～图5.5）。

◆特别是在早产儿中，缺氧缺血性脑损伤的第1阶段和较轻的阶段可能难以与未成熟大脑中的正常（成熟）现象区分开来（图5.6，参见第8章）[1-2]。附录5.2中描述了如何区分脑白质中的正常生理性和病理性脑室周围回声。

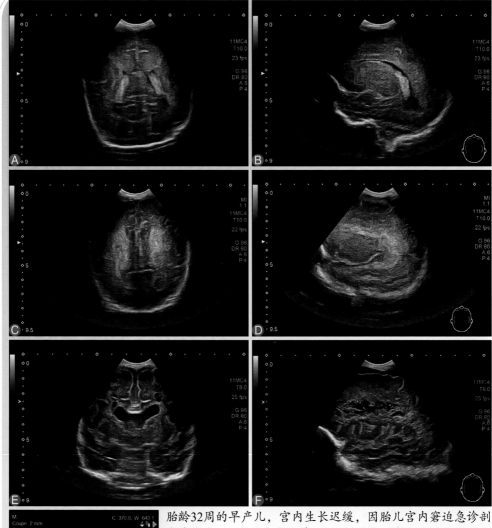

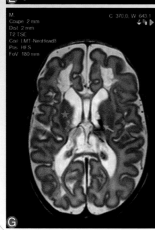

胎龄32周的早产儿，宫内生长迟缓，因胎儿宫内窘迫急诊剖宫产出生。A、B.出生后第1天经侧脑室三角水平冠状面和右侧脑室旁矢状面CUS，最初显示脑室周围脑白质回声微弱且均匀；C、D.出生后第10天经顶叶－枕叶冠状面和岛叶旁矢状面CUS，显示脑白质回声异常增加、不均匀，出生后2周左右观察到囊肿形成；E、F.出生后1个月经侧脑室额角冠状面和右岛矢状面CUS，显示广泛的囊性病变[脑室周围白质软化囊性变（参见第6章）]；G.在足月等效年龄前后行高垂直水平横切面MR T_2WI，显示额叶白质广泛囊性病变、右侧顶枕区较小囊性病变（蓝箭头）、脑白质体积减少、侧脑室形状饱满，不规则、基底节区体积较小（星号）及左侧小的脑室内出血（绿箭头）

图5.3 早产儿不同阶段声像图和MRI

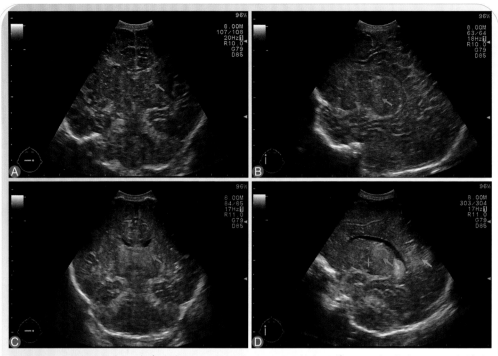

足月儿，出生时窒息，存在缺氧缺血性脑病。A、B.出生后第1天经侧脑室冠状面和左侧脑室旁矢状面CUS，显示丘脑回声明显增强（箭头），脑室也呈狭缝状，正常解剖特征丧失，脑沟消失，综合表现为脑水肿；C、D.出生第12天后，丘脑回声异常增强（蓝箭头），丘脑出现肿胀，还显示了代表内囊后肢的低回声性区域（图D星号）和顶叶白质中回声不均的区域（图D绿箭头）

图5.4 足月儿不同阶段声像图

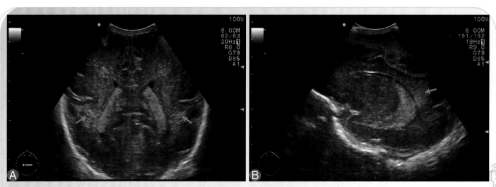

胎龄30^{+4}周的极早产儿，呼吸衰竭，围产期感染。A、B.出生后第1天经侧脑室三角区冠状面和侧脑室旁矢状面CUS，显示顶叶白质回声不均匀（蓝箭头）；

图5.5 极早产儿不同阶段声像图和MRI

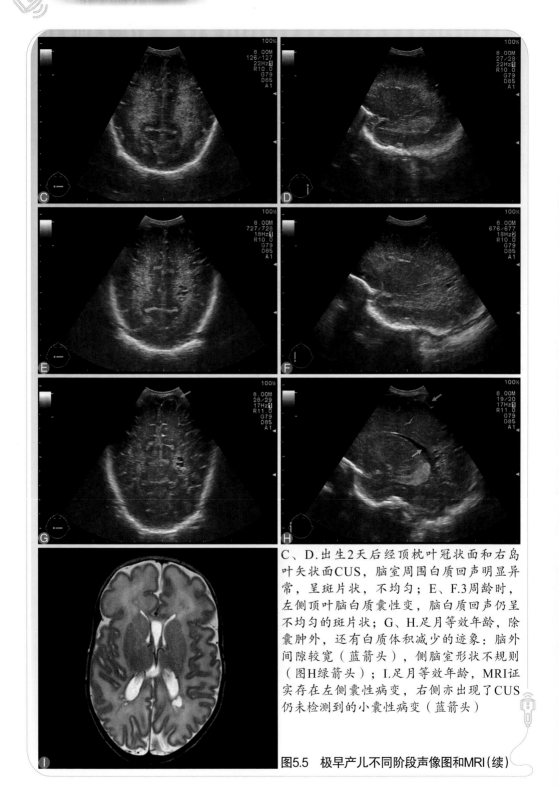

C、D.出生2天后经顶枕叶冠状面和右岛叶矢状面CUS，脑室周围白质回声明显异常，呈斑片状，不均匀；E、F.3周龄时，左侧顶叶脑白质囊性变，脑白质回声仍呈不均匀的斑片状；G、H.足月等效年龄，除囊肿外，还有白质体积减少的迹象：脑外间隙较宽（蓝箭头），侧脑室形状不规则（图H绿箭头）；I.足月等效年龄，MRI证实存在左侧囊性病变，右侧亦出现了CUS仍未检测到的小囊性病变（蓝箭头）

图5.5　极早产儿不同阶段声像图和MRI（续）

◆ 缺氧缺血性脑损伤可能会在不同的时间段（几小时到几周）内发展，因此需要定期进行CUS检查，以评估所有阶段的缺氧缺血性脑损伤，并避免遗漏异常（非生理性回声强度和小囊性病变），这可能具有非常重要的临床意义（图5.3、图5.5、图5.7和第6章）。

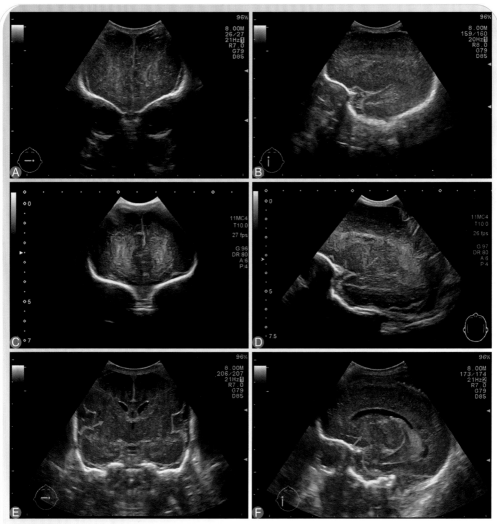

A、B.胎龄25周的超早产儿，出生后第2天经额叶冠状面和左侧岛区旁矢状面CUS，额部白质显示出细微的生理回声；C、D.胎龄28周的极早产儿，出生后第3天CUS显示额顶白质回声不均匀增加；E、F.胎龄24⁺³周的超早产儿经侧脑室额角冠状面和左侧脑室旁矢状面CUS，基底节区显示微弱回声（蓝箭头），是早产儿的正常表现；

图5.6 不同新生儿各阶段声像图

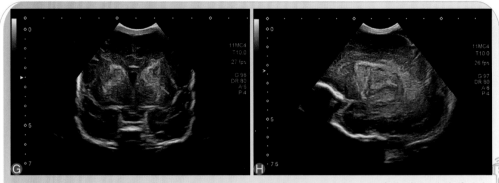

G、H.胎龄28周的极早产儿（与图C和图D为同一患儿），CUS显示基底节区（蓝箭头）和丘脑（绿箭头）的回声异常增加且不均匀

图5.6　不同新生儿各阶段声像图（续）

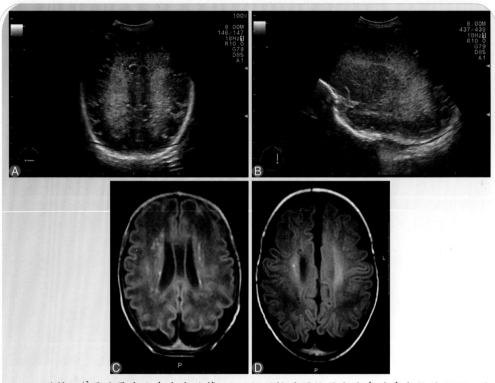

A、B.胎龄33^{+3}周的早产儿在出生后第8天，经顶枕叶冠状面和右岛叶旁矢状面CUS，显示顶枕白质回声增强且不均匀；C.矫正胎龄34^{+4}周1天后，早期高脑室水平轴位MR T$_1$WI显示脑室周围白质有多发点状白质病变，该男孩被送往二级医院，不幸的是其没有进行后续的CUS扫查；D.足月等效年龄，脑室上水平的MR T$_1$WI显示出一些小的白质囊肿，少数点状白质病变仍可看到，但大部分已消失

图5.7　早产儿不同阶段声像图和MRI

患儿的较大囊肿（脑室周围真性软化症，脑室周围白质软化Ⅲ级），从异常回声到囊性病变需10～14天，而对于局灶性小囊性病变（脑室周围白质软化Ⅱ级），则可能需要长达4～5周的时间（参见图5.3、图5.5、图5.7和第6章）。

◆大而广泛的囊肿可以持续几周，通常会逐渐变小，几个月后在扫查中常可消失。相反，可见侧脑室腔扩张，呈现不规则形状。

◆局部和较小的囊肿仅在数周内可见，在足月等效年龄时可能不显示，而可见侧脑室腔扩张，呈现不规则形状。

◆早产儿的脑损伤（尤其是脑白质损伤）可能会在整个新生儿期发展，与出生后发病有关。

◆CUS不能很好地检测出在早产儿中经常发生的小范围小脑出血和弥漫性白质损伤，应用MRI可以更可靠地对其进行评估（图5.8、图5.9）。

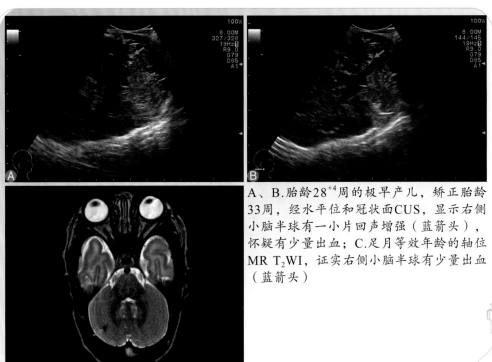

A、B.胎龄28^{+4}周的极早产儿，矫正胎龄33周，经水平位和冠状面CUS，显示右侧小脑半球有一小片回声增强（蓝箭头），怀疑有少量出血；C.足月等效年龄的轴位MR T$_2$WI，证实右侧小脑半球有少量出血（蓝箭头）

图5.8　极早产儿声像图和MRI

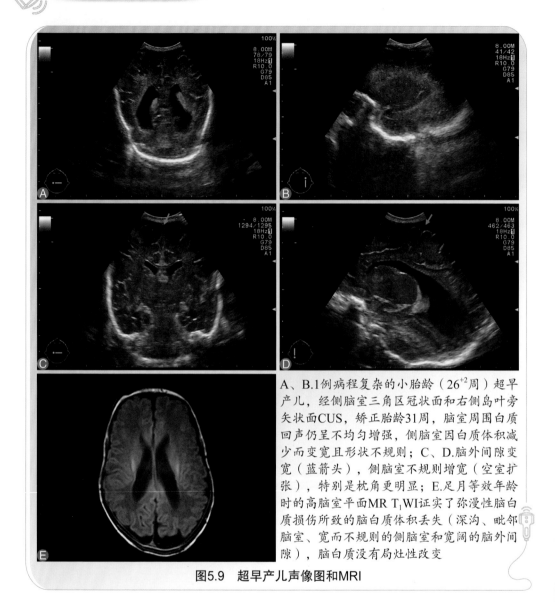

A、B.1例病程复杂的小胎龄（26⁺²周）超早产儿，经侧脑室三角区冠状面和右侧岛叶旁矢状面CUS，矫正胎龄31周，脑室周围白质回声仍呈不均匀增强，侧脑室因白质体积减少而变宽且形状不规则；C、D.脑外间隙变宽（蓝箭头），侧脑室不规则增宽（空室扩张），特别是枕角更明显；E.足月等效年龄时的高脑室平面MR T₁WI证实了弥漫性脑白质损伤所致的脑白质体积丢失（深沟、毗邻脑室、宽而不规则的侧脑室和宽阔的脑外间隙），脑白质没有局灶性改变

图5.9　超早产儿声像图和MRI

◆脑膜炎和颅脑感染的发展可能非常迅速或者是爆发性的，并可能导致脑梗死或脓肿形成、脑实质破坏和（或）脑脊液引流障碍伴脑积水，因此应进行重复的CUS来对患儿进行密切监测（图5.10；图2.4A～图2.4D）。

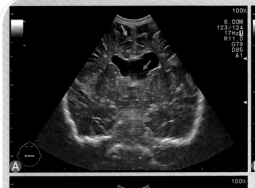
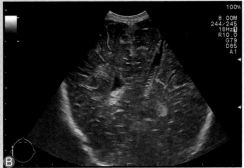

A～C.3个月患儿，经右侧脑室冠状面（图A、图B）和旁矢状面（图C）CUS，患儿在3周时出现大肠杆菌脑膜炎，并发展为严重脑积水，尽管有脑室-腹腔引流（图B蓝箭头），但脑室仍有不规则的扩张，主要是侧脑室的额角，左侧脑室仍可见碎屑（图A蓝箭头），脑沟增宽且回声增强（图A绿箭头），顶叶白质回声不规则增强（图B和图C红箭头）；

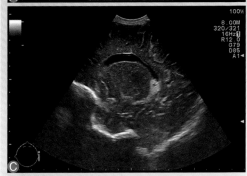

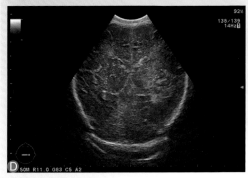
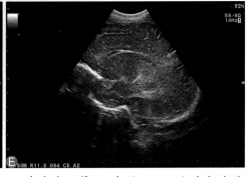

D、E.正常妊娠和分娩的胎龄34周的早产儿，在出生后第4天出现GBS败血症和脑膜炎，出生后第7天CUS显示狭缝状脑室（图D、图E），白质回声增强且不规则（蓝箭头），左侧丘脑/基底节区回声增强（图E绿箭头），从第12天开始患儿出现进行性脑室扩张，并进行反复腰椎穿刺来降低颅内压的治疗；

图5.10　不同新生儿各阶段声像图

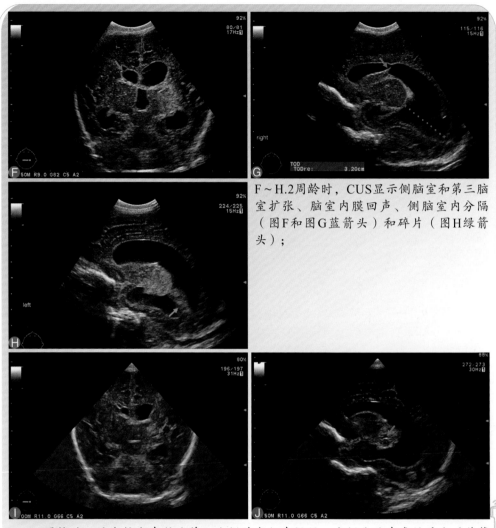

F～H.2周龄时，CUS显示侧脑室和第三脑室扩张、脑室内膜回声、侧脑室内分隔（图F和图G蓝箭头）和碎片（图H绿箭头）；

I、J.5周龄时，脑室扩张有所改善，右侧前角仍有间隔，左侧丘脑有囊性病变（蓝箭头），周围回声增强；

图5.10 不同新生儿各阶段声像图（续）

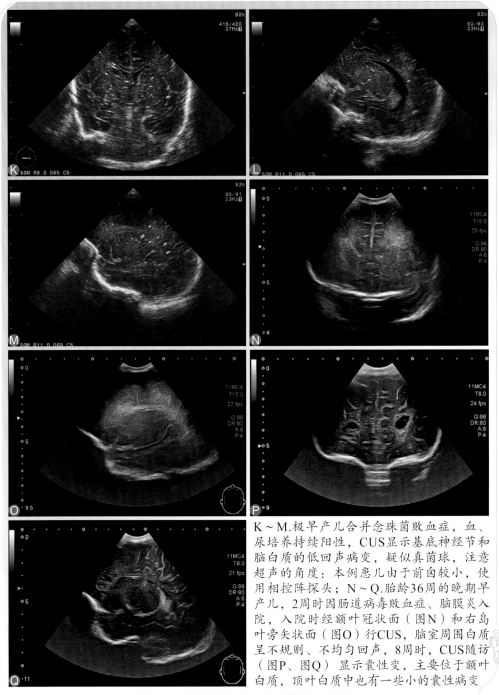

K～M.极早产儿合并念珠菌败血症，血、尿培养持续阳性，CUS显示基底神经节和脑白质的低回声病变，疑似真菌球，注意超声的角度：本例患儿由于前囟较小，使用相控阵探头；N～Q.胎龄36周的晚期早产儿，2周时因肠道病毒败血症、脑膜炎入院，入院时经额叶冠状面（图N）和右岛叶旁矢状面（图O）行CUS，脑室周围白质呈不规则、不均匀回声，8周时，CUS随访（图P、图Q）显示囊性变，主要位于额叶白质，顶叶白质中也有一些小的囊性病变

图5.10　不同新生儿各阶段声像图（续）

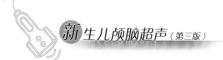

◆出生后第1天进行CUS可以检测出先天畸形、产前获得性损伤和围产期获得性出血。

◆在第1周进行重复CUS可以检测到几乎所有出血性病变，并确定其最大范围，并能够检测围产期缺氧缺血性脑损伤的急性期。

◆对于较大范围的脑室内出血，需要在较长时间内（首次出血后第2～3周）进行随访扫查，以检测出血后脑室扩张。

因此：

◆随着时间的推移需要连续的CUS检查来对病变进行评估，并区分（轻度）病理和正常（成熟）现象[1-2]。

◆对于早产儿，需要在整个新生儿期（直至足月等效年龄）进行连续的CUS检查，以跟踪大脑的生长和发育，以及大脑病变，并检测后期损伤发作。

对于后来从三级中心转送到当地医院的早产儿，我们建议继续进行CUS检查。如果当地设施不足，建议至少在出院时和（或）足月等效年龄时在新生儿中心进行CUS检查。

5.1.2　足月等效年龄的CUS检查

对于早产儿（胎龄＜28周）和脑实质损伤（疑似）和（或）发生较大面积脑室内出血的患儿，我们建议在足月等效年龄前后行CUS检查。这一时期检查旨在观察损伤的后期（图5.2、图5.3E、图5.3F和图5.5G、图5.5H），检测出院后可能出现的新病变，并评估大脑的生长发育（图4.1）。足月等效年龄时行CUS检查还可为评估预后增加有价值的信息，其预测价值与足月等效年龄时的常规MRI相当。

足月等效年龄前后行CUS检查可能显示以下。

◆囊性脑室周围白质软化范围内的囊肿消退（参见第6章）。

◆迟发性脑室周围白质软化。

◆脑室空腔性扩张与脑白质损伤所致的容量损失有关，通常伴随蛛网膜下腔增宽和大脑半球间隙的扩大（图5.11、图4.10）。

◆生发基质-脑室内出血后的出血后脑室扩张（参见图5.1和第6章）。

◆局灶性动脉梗死的囊性期（图5.12）。

◆与脑出血或其他后颅窝出血有关的小脑萎缩或发育不良（图5.2）。

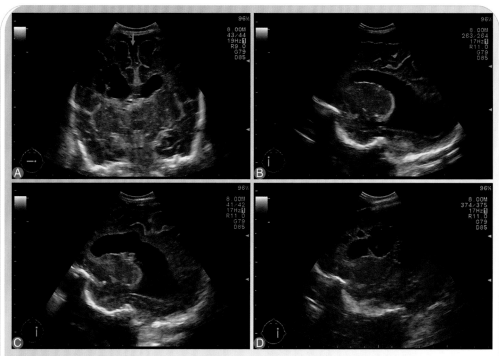

胎龄26周的超早产儿（脑室内出血Ⅲ级合并出血后脑室扩张和右侧脑室周围出血性梗死），经冠状面（图A）、左、右侧脑室旁矢状面（图B、图C）和右岛区（图D）CUS，现已演变为大的多孔脑性囊肿和一些较小的囊肿［参见第6章和图6.5（同一患儿）］，同时注意增宽的脑外间隙（图A箭头）和脑室扩张，表明容量减少

图5.11　超早产儿声像图

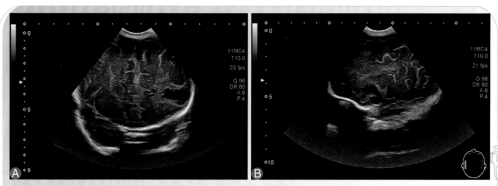

A、B.经左侧岛叶冠状面和旁矢状面CUS，显示大脑中动脉梗死，梗死区囊性变

图5.12　中度早产儿（胎龄34周）声像图

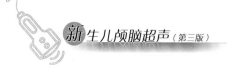

新生儿CUS检查和背景见表5.1。

表5.1　新生儿CUS检查和背景

新生儿 CUS 检查	背景
◆新生儿病房的常规筛查计划	◆出血性病变：
◆如果（怀疑）异常，则增加检查频次	·早期检测（数小时）
◆足月等效年龄CUS：	·一般在出生后72小时内发病
·胎龄≤28周	·进展发生于发病后的最初几天
·脑实质损伤（疑似），包括：	·晚期并发症（数天或数周）
－ 新生儿重症监护室出院时病理性脑室周围回声	◆缺血性病变：
－ 脑室内出血＞Ⅱ级	·后期检测（发病后数小时或数天）
－ 出血后脑室扩张	·可能在新生儿期的任何时候发生
－ 后颅窝出血	·很长一段时间后（数周）可能会演变成更严重的阶段
－ 脑部感染	·最终阶段的晚期检测
	·早期症状可能比较轻微，可能会消失
	·可能很难与正常现象区分开

附录5.1：CUS检查方案

CUS适应证：

CUS适用于所有大脑发育异常/延迟和（或）有中枢神经系统异常（先天性或获得性）风险的新生儿和有神经系统症状的新生儿。

妊娠并发症相关：

◆产妇创伤。

◆复杂的单绒毛膜双胎妊娠（双胞胎输血综合征、同卵双胞胎胎儿死亡、选择性宫内生长受限、双胞胎贫血-红细胞增多序列征）。

◆宫内干预（如宫内输血、胎儿手术）。

◆产前感染。

◆胎儿和新生儿同种异体免疫性血小板减少症。

◆产前中枢神经系统异常（疑似）。

新生儿情况相关：

◆早产（胎龄＜32周）。

◆出生体重≤第2、第3百分位数。

◆出生体重＜1500 g。

◆综合征和（或）先天畸形。

◆复苏后。

◆脑病（缺氧缺血性）。

◆脑膜炎和（或）脑炎。

◆代谢紊乱。

◆有症状、严重和（或）长期低血糖。

◆血清胆红素含量＞换血水平。

◆不明原因的血红蛋白显著下降。

◆新生儿手术后动脉导管血流动力学变化显著。

◆体外膜肺氧合前后。

◆临床恶化（呼吸衰竭、循环衰竭、呼吸暂停、败血症和坏死性小肠结肠炎等）。

神经症状：

◆癫痫发作。

◆音调异常。

◆异常动作。

◆脑病。

◆无法解释的呼吸暂停。

◆莫名其妙的焦躁不安。

◆颅缝增宽。

◆小头畸形＜第2、第3百分位数。

◆巨头畸形＞第97百分位数。

CUS检查时机：

改编自荷兰儿科协会2015年《新生儿神经影像国家指南》(表5.2)。

表5.2　早产儿CUS检查时机

检查时间	胎龄（周）				
	24～26	26～28	28～30	30～32	≥32～37
第1天	X	X	X	X	当有指征和（或）被收入新生儿重症监护室时
第3天	X	X	X	X	
第7天	X	X	X	X	
第2周	X	X	X	X	
之后每隔1周ᵃ	X	X	X	X	
自新生儿重症监护室出院时	X	X	X	X	
出院回家和（或）足月等效年龄	X	X	当有指征时	当有指征时	

注：ᵃ胎龄＜32周的婴儿至少检查到产后4周，胎龄＜28周的婴儿至少检查到产后6周。之后，在以前的CUS扫查中没有异常的稳定婴儿中降低检查频次。

在下列情况下，应加强检查。

◆发现CUS异常。

·生发基质–脑室内出血、出血后脑室扩张、小脑出血和中枢神经系统感染（疑似）至少每隔1天1次，直到病情稳定。

·非均质性脑室周围回声异常和脑室周围白质软化囊性变每周至少1次，直到稳定。

·脑室周围出血性梗死每周至少1次，直到稳定。

◆临床恶化（呼吸衰竭、循环衰竭、呼吸暂停、败血症、坏死性小肠结肠炎等）：发病后开始，之后每周1次，直到发病后3周。

◆全身性病毒感染或病毒性肠胃炎，至少每周1次，直到发病后2周。

◆发生不明原因的血红蛋白显著下降后尽快检查。

◆新生儿外科术后：术后尽快检查，至少每周1次，直到手术后3周。

高危足月儿：

◆急性神经症状：越早开始检查越好，随后视临床情况和CUS检查结果而定。

◆缺氧缺血性脑病：入院时、第2～3天和低温治疗后（第5天左右）。

◆实质损伤（疑似）：发病后不久和第3～7天，视临床情况和CUS检查结果而定。

◆代谢紊乱（疑似）：入院时，随后视临床情况和CUS检查结果而定。

◆先天性中枢神经系统异常（疑似）：入院时，随后视临床情况和CUS检查结果而定。

附录5.2：如何区分脑白质的生理性和病理性回声异常

如果回声是如下情况[1, 3]，则脑室周围回声可能是生理性的（图4.4A～图4.4D、图5.6A和图5.6B）。

◆低于脉络丛的回声，并且：

·均质的。

·对称的（形状与位置）。

·线性的。

·持续时间短（＜7天），在足月等效年龄前消退。

如果出现以下回声，脑室周围回声更可能是病理性的（图4.4E～图4.4J、图5.3C、图5.3D、图5.5C、图5.5D、图5.6C、图5.6D和图5.7A～图5.7C），可能表明白质损伤。

◆回声强度等于或者强于脉络丛。

◆延伸至深层白质。

◆非均质的。

◆参差不齐。

◆非对称的。

◆持续时间较长（≥7天）。

◆足月等效年龄后持续存在。

生理性和病理性脑室周围回声的区分见下表（表5.3）。

表5.3　生理性和病理性脑室周围回声

生理性脑室周围回声	病理性脑室周围回声
回声＜脉络丛	回声≥脉络丛
均质的	非均质的
对称的（形状，位置）	非对称的
线性的	参差不齐的
边界清晰的	边界不清的
持续时间短，且＜足月等效年龄	≥7天和（或）≥足月等效年龄

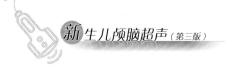
参考文献

[1] LEIJSER L M, SRINIVASAN L, RUTHERFORD M A, et al. Frequently encountered cranial ultrasound features in the white matter of preterm infants: correlation with MRI. Eur J Paediatr Neurol, 2009, 13（4）: 317-326.

[2] VAN WEZEL-MEIJLER G, LEIJSER L M, WIGGERS-DE BRUÏNE F T, et al. Diffuse Hyperechogenicity of Basal Ganglia and Thalami in Preterm Neonates: A Physiologic Finding? Radiology, 2011, 258（3）: 944-950.

[3] BOXMA A, LEQUIN M, RAMENGHI L A, et al. Sonographic detection of the optic radiation. Acta Paediatr, 2005, 94（10）: 1455-1461.

延伸阅读

[1] BENDERS M J, KERSBERGEN K J, DE VRIES L S.Neuroimaging of white matter injury, intraventricular and cerebellar hemorrhage. Clin Perinatol, 2014, 41（1）: 69-82.

[2] BRACCI R, PERRONE S, BUONOCORE G. The timing of neonatal brain damage. Biol Neonate, 2006, 90（3）:145-155.

[3] BROUWER A J, GROENENDAAL F, HAN K S, et al. Treatment of neonatal progressive ventricular dilatation: a single center experience. J Matern Fetal Neonatal Med, 2013, 28（1）: 2273-2279.

[4] BROUWER A J, GROENENDAAL F, BENDERS M J, et al. Early and late complications of germinal matrix-intraventricular haemorrhage in the preterm infant: what is new? Neonatology, 2014, 106（4）: 296-303.

[5] DANEMAN A , EPELMAN M, BLASER S, et al. Imaging of the brain in full-term neonates: does sonography still play a role? Pediatr Radiol, 2006, 36（7）: 636-646.

[6] ECURY-GOOSSEN G M, DUDINK J, LEQUIN M, et al. The clinical presentation of preterm cerebellar haemorrhage. Eur J Pediatr, 2010, 169（10）: 1249-1253.

[7] EDWARDS A D, REDSHAW M E, KENNEA N, et al. Effect of MRI on preterm infants and their families: a randomized trial with nested diagnostic and economic evaluation. Arch Dis Child Fetal Neonatal Ed, 2018, 103（1）: F15-F21.

[8] EPELMAN M, DANEMAN A, CHAUVIN N, et al. Head ultrasound and MR imaging in the evaluation of neonatal encephalopathy: competitive or complementary imaging studies? Magn Re son Imaging Clin N Am, 2012, 20（1）: 93-115.

[9] FUMAGALLI M, BASSI L, SIRGIOVANNI I, et al. From germinal matrix to cerebellar hemorrhage. J Matern Fetal Neonatal Med, 2015, 28（1）: 2280-2285.

[10] HAGMANN C F, ROBERTSON N J, ACOLET D, et al. Cranial ultrasound findings in well newborn Ugandan infants. Arch Dis Child Fetal Neonat Ed, 2010, 95（5）: F338-F344.

[11] Hintz S R, M O'Shea. Neuroimaging and neurodevelopmental outcome in extremely preterm infants. Pediatrics, 2008, 32（1）: 11-19.

[12] HORSCH S, MUENTJES C, FRANZ A, et al. Ultrasound diagnosis of brain atrophy is

related to neurodevelopmental outcome in preterm infants. Acta Paediatr, 2005, 94（12）: 1815-1821.

[13] Inder TE.Preterm intraventricular hemorrhage/posthemorrhagic hydroceph-alus//Volpe's neurology of the newborn.6th edn.2017.

[14] LEIJSER L M, DE VRIES L S, COWAN F M. Using cerebral ultrasound effectively in the newborn infant. Early Hum Dev, 2006, 82（12）: 827-835.

[15] LEIJSER L M, DE VRIES L S, RUTHERFORD M A, et al. Cranial ultrasound in metabolic disorders presenting in the neonatal period: characteristic features and comparison with MRI. AJNR Am J Neuroradiol, 2007, 28（7）: 1223-1231.

[16] LEIJSER L M, DE BRUÏNE F T, STEGGERDA S J, et al. Brain imaging findings in very preterm infants throughout the neonatal period: part I. Incidences and evolution of lesions, comparison between ultrasound and MRI. Early Hum Dev, 2009, 85（2）: 101-109.

[17] LEIJSER L M, BRUNE F T D, GROND J V D, et al. Is sequential cranial ultrasound reliable for detection of white matter injury in very preterm infants? Neuroradiology, 2010, 52（5）: 397-406.

[18] LEIJSER L M. Post-hemorrhagic ventricular dilatation in preterm infants: when best to intervene? Neurology, 2018, 90（8）: e698-e706.

[19] LIMPEROPOULOS C. Cerebellar hemorrhage//Volpe's neurology of the new-born. 6th edn. 2017.

[20] ElSEVIER MCCARTHY L K, DONOGHUE V, MURPHY J F. Ultrasonically detectable cerebellar haemorrhage in preterm infants. Arch Dis Child Fetal Neonatal Ed, 2011, 96（4）: F281-F285.

[21] MEIJLER G.Neonatal cranial ultrasonography//BEEK, VAN RIJ.Diagnostic pediatric ultrasound, chapter 3. Thieme, 2016

[22] MILLER S P, COZZIO C C, GOLDSTEIN R B, et al. Comparing the diagnosis of white matter injury in premature newborns with serial MR imaging and transfontanel ultrasonography findings. AJNR Am J Neuroradiol, 2003, 24（8）: 1661-1669.

[23] NEIL J J, VOLPE J J.Encephalopathy of prematurity: clinical-neurological features, diagnosis, imaging, prognosis, therapy//Volpe's neurology of the newborn. 6th edn. Elsevier, 2017.

[24] PLAISIER A, RAETS M M, ECURY-GOOSSEN G M, et al. Serial cranial ultrasonography or early MRI for detecting preterm brain injury? Arch Dis Child Fetal Neonatal Ed, 2015, 100（4）: F293-F300.

[25] SARKAR S, SHANKARAN S, BARKS J, et al. Outcome of preterm infants with transient cystic periventricular leukomalacia on serial cranial imaging up to term equivalent age. J Pediatr, 2018, 195: 59. e3-65. e3.

[26] SIE L T, VAN DER KNAAP M S, VAN WEZEL-MEIJLER G, et al. Early MR features of hypoxic-ischemic brain injury in neonates with periventricular densities on sonogram. Am J

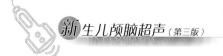

Neuroradiol, 2000, 21（5）: 852-861.

[27] SKIOLD B, HALLBERG B, VOLLMER B, et al. A novel scoring system for term-equivalent-age cranial ultrasound in extremely preterm infants. Ultrasound Med Biol, 2019, 45（3）: 786-794.

[28] STEGGERDA S J, LEIJSER L M, WIGGERS-DE BRUÏNE F T, et al. Cerebellar injury in preterm infants: incidence and findings on US and MR images. Radiology, 2009, 252（1）: 190-199.

[29] STEGGERDA S J, DE BRUÏNE F T, SMITS-WINTJENS V E, et al. Ultrasound detection of posterior fossa abnormalities in full-term neonates. Early Hum Dev, 2012, 88（4）: 233-239.

[30] STOLWIJK L J, KEUNEN K, DE VRIES L S, et al. Neonatal surgery for noncardiac congenital anomalies: neonates at risk of brain injury. J Pediatr, 2017, 182: 335-341.

[31] VERBOON-MACIOLEK M A, TRUTTMANN A C, GROENENDAAL F, et al.Development of cystic periventricular leukomalacia in newborn infants after rotavirus infection. J Pediatr, 2012, 160（1）: 165-168.

[32] Volpe JJ. Intraventricular hemorrhage in the premature infant—current concepts. Part II. Ann Neurol, 1989, 25（2）: 109-116.

[33] DE VRIES L S, EKEN P, DUBOWITZ L M. The spectrum of leukomalacia using cranial ultrasound. Behav Brain Res, 1992, 49（1）: 1-6.

[34] DE VRIES L S, VAN HAASTERT I L, RADEMAKER K J, et al. Ultrasound abnormalities preceding cerebral palsy in high-risk preterm infants. J Pediatr, 2004, 144（6）: 815-820.

[35] DE VRIES L S, VERBOON-MACIOLEK M A, COWAN F M, et al. The role of cranial ultrasound and magnetic resonance imaging in the diagnosis of infections of the central nervous system. Early Hum Dev, 2006, 82（12）: 819-825.

[36] DE VRIES L S, BENDERS M J, GROENENDAAL F. Progress in neonatal neurology with a focus on neuroimaging in the preterm infant. Neuropediatrics, 2015, 46（4）: 234-241.

[37] DE VRIES L S, BENDERS M J, GROENENDAAL F. Imaging the premature brain: ultrasound or MRI? Neuroradiology, 2013, 55（2）: S13-S22.

[38] DE VRIES L S, VOLPE J J.Viral, protozoan and related intracranial infections//Volpe's neurology of the newborn. 6th edn. 2017.

[39] ELSEVIER DE VRIES L S, VOLPE J J. Bacterial and fungal intracranial infections. // Volpe's neurology of the newborn. 6th edn. 2017.

[40] ELSEVIER VAN WEZEL-MEIJLER G.Ultrasound detection of white matter injury in very preterm neonates: practical implications. Radiology, 2011, 261: 899-906.

[41] VAN WEZEL-MEIJLER G, DE VRIES L S. Cranial ultrasound-optimizing utility in the NICU. Curr Pediatr Rev, 2014, 10（1）: 16-27.

第6章

超声评分系统

评分系统

为了更好地了解病变的严重程度和预后，建议对生发基质-脑室内出血、小脑出血、脑室周围回声和脑室周围白质软化应用评分系统。这些评分系统分别参见附录6.1～6.4。

附录6.1：生发基质-脑室内出血的分级（改良自Volpe[1]）

- ◆ I级：无或轻度脑室内出血的生发基质出血（图6.1）。
- ◆ II级：脑室内出血（旁矢状面上占脑室面积的10%～50%）（图6.2）。

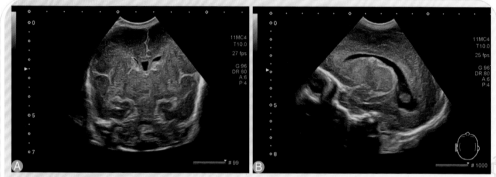

A、B.早产儿经侧脑室额角水平冠状面和左侧脑室旁矢状面CUS，显示左侧明显生发基质出血（蓝箭头），右侧也显示有1个较小的生发基质出血（图A绿箭头）

图6.1　生发基质-脑室内出血I级

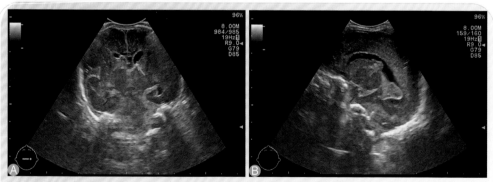

A.胎龄25⁺²周的超早产儿，出生后第4天经冠状面CUS（图像有些不对称），显示右侧脑室内出血（蓝箭头），左侧有1个小的生发基质出血（绿箭头），第三脑室宽且回声高（短箭头），提示出血，右颞角似乎有出血（红箭头）；B.经右侧脑室旁矢状面CUS，显示脑室内出血（蓝箭头）填充不到侧脑室的50%，枕角有血块（星号），颞角也可见出血（红箭头）

图6.2　脑室内出血II级

◆Ⅲ级：脑室内出血（旁矢状面上＞50%脑室面积，通常伴侧脑室的急性扩张）（图6.3）。

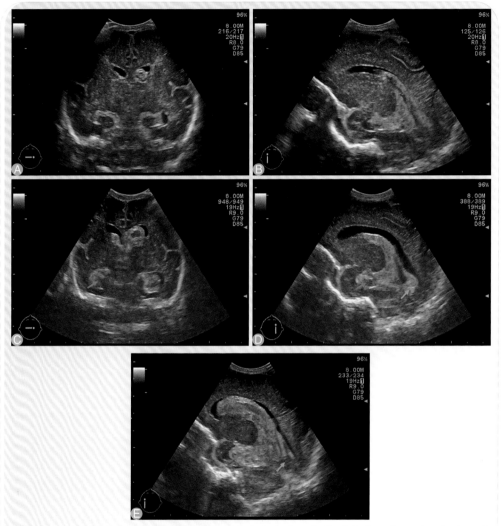

胎龄31周的极早产儿，因胎盘早剥伴严重胎儿窘迫而急诊剖宫产，产后送往新生儿重症监护室，最初患儿的生发基质出血很小。A、B.出生后第3天经侧脑室体部冠状面和左侧脑室旁矢状面CUS，显示左侧有1个大范围的脑室内出血（填充＞50%的脑室）；C～E.2天后，CUS显示右侧也存在脑室内出血，而左侧脑室内出血几乎完全填充侧脑室，并导致侧脑室急性扩张（图E），注意颞角（蓝箭头）和枕角（绿箭头）出血

图6.3 脑室内出血Ⅲ级

◆提示：出血后脑室扩张（图6.4；图4.6E～图4.6G和图4.7）。

◆提示：同时存在实质内高回声（包括位置和范围），代表脑室周围出血性梗死，也称为静脉出血性梗死*（图6.5、图6.6和图6.7；图4.9）。

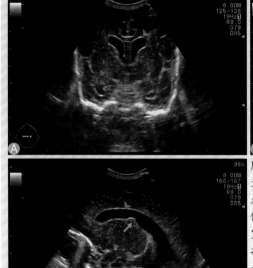

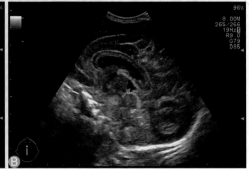

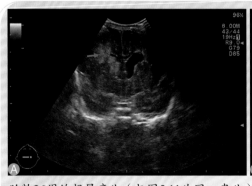

胎龄27⁺⁴周的超早产儿，与图4.6E～图4.6G为同一患儿，出生后第1天出现脑室内出血Ⅲ级。A～C.9天后，在出生后第17天经侧脑室额角冠状面、正中矢状面和右侧脑室旁矢状面CUS，显示侧脑室和第三脑室扩张（图B蓝箭头）、残余出血（图C绿箭头）和脑室腔内壁回声（图A和图C短箭头），由于采用重复腰椎穿刺治疗以防止颅内压力增加，脑室扩张较以前的图像有所改善（图4.6E～图4.6G）

图6.4　脑室内出血Ⅲ级伴出血后脑室扩张

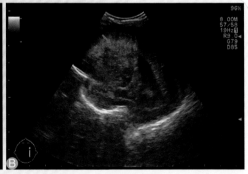

胎龄26周的超早产儿（与图5.11为同一患儿），出生后第3天CUS显示右侧较大的脑室内出血和实质内高回声，代表脑室周围出血性梗死（箭头）。A.经侧脑室额角水平冠状面CUS，显示附于侧脑室额角的脑室内出血和脑室周围出血性梗死；B.经旁矢状面CUS，显示右侧额顶区脑室周围出血性梗死（图5.11），矫正胎龄37周，CUS显示脑室周围出血性梗死囊性病变（大的脑穿通性囊肿和多发小囊肿）

图6.5　脑室内出血伴脑室周围出血性梗死（1）

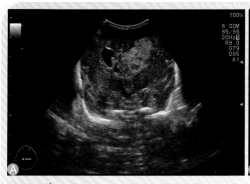
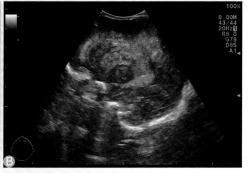

胎龄26⁺¹周的宫内生长受限的超早产儿，出生后第1天，CUS显示左侧较大的脑室内出血和实质内高回声，代表脑室周围出血性梗死。A.经侧脑室额角水平冠状面CUS，显示较大的脑室内出血，导致中线移位和脑室周围出血性梗死；B.经左侧旁矢状面CUS，显示非常大的脑室周围出血性梗死，延伸至额叶、顶叶和颞叶

图6.6　脑室内出血伴脑室周围出血性梗死（2）

*这种单侧或明显不对称的回声密度与同侧脑室内出血有关，通常在第1~3周内发展成单侧脑穿通性囊肿和（或）多个较小的囊肿（图5.11、图6.7）。这些较小的囊肿不应与脑室周围白质软化囊性变混淆，脑室周围白质软化囊性变一般为双侧且较对称（图5.3）。

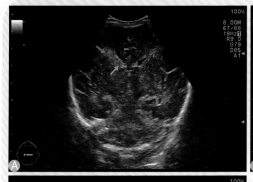
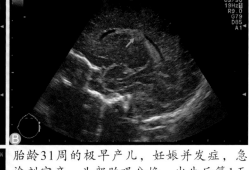

胎龄31周的极早产儿，妊娠并发症，急诊剖宫产，头部胎吸分娩，出生后第1天CUS已经显示脑室内出血和脑室周围出血性梗死。A~C.出生后第2天，经侧脑室体部冠状面、右侧脑室旁矢状面和右岛叶区旁矢状面CUS，显示右侧脑室内出血Ⅱ级（绿箭头）和同侧实质高回声病变（蓝箭头），代表小静脉出血性梗死；

图6.7　脑室内出血伴小脑室周围出血性梗死

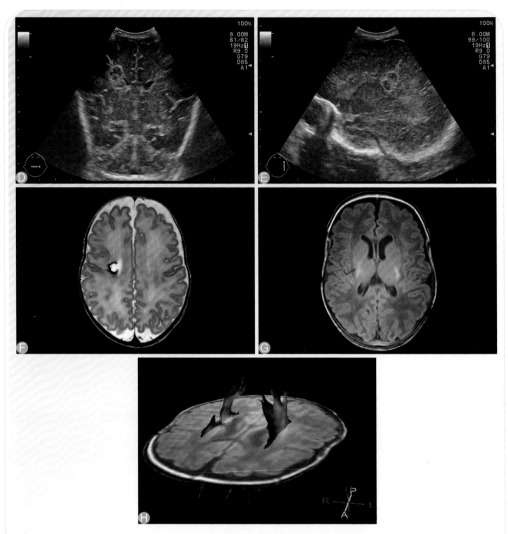

D、E.2周后，在二级医院出院前CUS显示静脉梗死，现正经历囊性变（蓝箭头）；F～H.足月等效年龄，脑室上水平的轴位MR T_2WI显示右侧顶叶区1个脑穿通性囊肿（图F），基底神经节水平轴位MR T_1WI显示内囊后角髓鞘形成不对称，右侧内囊内出现小范围中断（图G红箭头），示踪图显示内囊不对称，右侧内囊发育较差（图H），这种不对称的发展是由静脉梗死引起的，可能有临床意义，该患儿的结局还不得而知

图6.7 脑室内出血伴小脑室周围出血性梗死（续）

脑室周围出血性梗死曾被命名为脑室内出血Ⅳ级，我们不建议使用这个术语，因为脑室内出血意味着原发性出血，而脑室周围出血性梗死代表出血性静脉梗死。

附录6.2：小脑出血的分级

改良自Steggerda[2]和Parodi[3]：

◆ 0级：小脑蚓部和半球回声正常，解剖特征正常，无局灶性破坏或萎缩迹象（图6.8、图3.19和图3.20）。

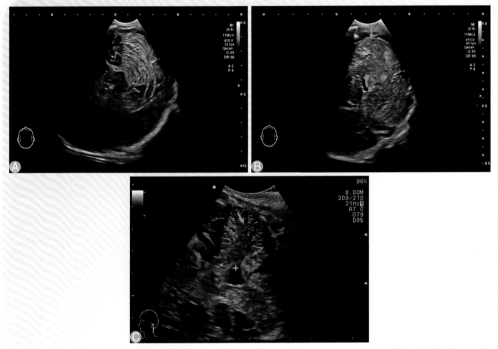

足月患儿经左乳突囟CUS。A.稍倾斜，高位横切面或轴状面，显示正常小脑实质，具有正常的回声裂隙，从1个半球向另1个半球延伸；B.通过小脑、第四脑室（绿星号）和脑桥（蓝星号）的斜位下轴向状面，小脑蚓部（蓝箭头）通常比半球（绿箭头）回声更强；C.通过小脑延髓池（红箭头）、第四脑室正中孔（蓝星号）、蚓部（蓝箭头）、半球（绿箭头）和第四脑室（绿星号）的斜冠状面，显示有多叶的正常小脑实质，蚓部比半球回声更强，另须注意，右半球离探头远，图像显示比左半球模糊

图6.8 小脑出血0级

◆ Ⅰ级：小脑实质小点状病变（≤4 mm）（局灶性）[4]。值得注意的是，这些点状病变通常很难在CUS上被发现（图6.9、图5.8），但在早产儿的MRI检查中常见。随访超声或MRI一般无萎缩。

◆ Ⅱ级：局限性小脑出血，CUS可检出＞4 mm的病变，但病变范围不超过小脑半球的1/3。通常这些病变累及小脑半球的侧面或下凸面。随访CUS显示局灶性囊样变性或萎缩，病变范围不超过小脑半球的1/3（图6.10）。

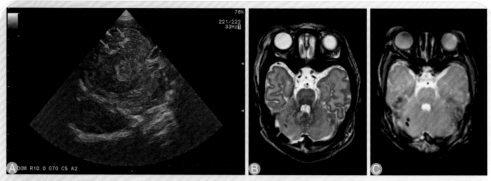

足月患儿围产期窒息，行低温治疗。A.出生后第4天经右侧乳突囟（轴向或横切面）CUS，显示右侧小脑半球（箭头）有小范围的回声增强，怀疑为小出血灶；B、C.出生后第7天的T_2WI和SWI，证实右侧半球有2处点状小脑出血灶（Ⅰ级）（图B箭头），注意SWI显示的小出血灶强化，是所谓的溢出伪像，提高了对小出血灶的检出率

图6.9　小脑出血Ⅰ级

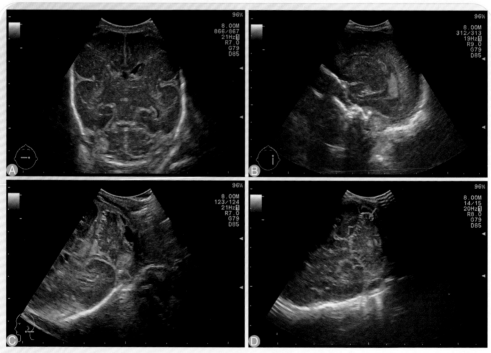

胎龄25^{+2}周的超早产儿，出生后第1天出现脑室内出血Ⅰ级，2天后被诊断为小脑出血。A、B.经前囟冠状面和旁矢状面CUS，显示右侧小脑半球强回声病变（箭头）；C.经左侧乳突囟轴向CUS，证实右侧小脑半球凸面存在小脑出血Ⅱ级（累及＜1/3小脑实质）（箭头）；D.3周后，经右侧乳突囟轴向CUS，显示病变开始囊性变（箭头）

图6.10　小脑出血Ⅱ级

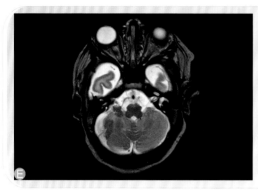

E.足月等效年龄的轴位MR T₂WI，显示残余出血灶（箭头），清楚显示右侧小脑半球比左侧小，部分失去正常的解剖特征

图6.10 小脑出血Ⅱ级（续）

◆ Ⅲ级：广泛小脑出血，累及超过小脑半球的1/3（图6.11），随访CUS常见小脑半球坏死或萎缩（图6.12）。

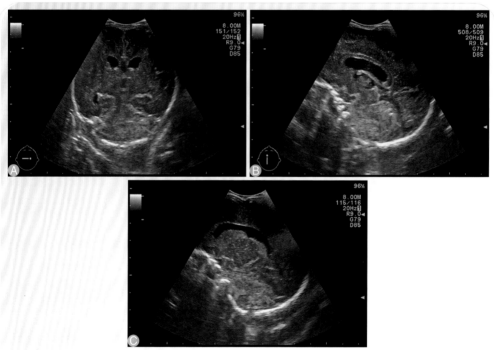

胎龄28⁺⁵周，出生体重840 g发育迟缓的早产儿，患儿最初生命体征稳定，但在出生后第8天发展为革兰阴性脓毒症，伴有呼吸、循环衰竭和血小板减少。A～C.出生后第9天经前囟冠状面、正中矢状面和左侧侧脑室旁矢状面CUS，显示后颅窝不规则扩大，失去正常的小脑解剖特征和回声增强（蓝箭头），侧脑室和第三脑室（星号）因第四脑室流出梗阻而扩张，同时注意蚓部在正中矢状面上没有很好地显示；

图6.11 小脑出血Ⅲ级（1）

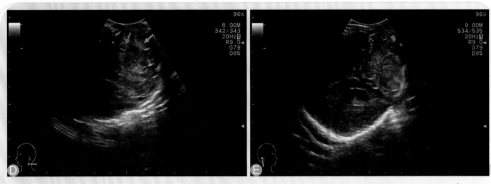

D、E.经左右乳突囟轴位或横切面和冠状面CUS，证实小脑内（蓝箭头）和周围有大量出血灶（绿箭头），第2天患儿因严重的生命体征不稳定死亡，与大量后颅窝出血有关

图6.11 小脑出血Ⅲ级（1）（续）

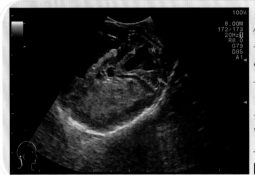

出生后第1天（与图6.6为同一患儿），经右侧乳突囟冠状面CUS，显示左小脑半球（蓝箭头）发育不良，小脑蚓部（星号）由于受压已基本消失（大面积幕上脑室内出血导致第四脑室流出梗阻，并伴有第四脑室出血和产前小脑出血），第四脑室（短箭头）严重扩张，同时显示实质内较大的强回声密度，表现为左大脑半球脑室周围出血性梗死和右侧脑室扩张

图6.12 小脑出血Ⅲ级（2）

◆附加提示：要加上病变的部位（侧别），单侧或双侧、病变同时（或仅仅）涉及小脑蚓部。

附录6.3：脑室周围回声异常的分级

改良自van Wezel-Meijler等[5]：

◆0级：脑室周围白质回声强度正常（正常脑室周围白质回声强度低于脉络丛）（图6.13；图4.4A～图4.4D和图5.6A、图5.6B）。

◆Ⅰ级：脑室周围白质回声轻度异常，回声基本均匀，但受累区域（或受累区域小面积内）回声几乎与脉络丛一样（图6.14；图5.5A、图5.5B）。

◆Ⅱ级：脑室周围白质回声显著异常，受累区域（或受累区域小面积内）回声比脉络丛更强，和（或）受累区域回声不均匀（图6.15～图6.17；图5.3C、图5.3D，图5.5C、图5.5D和图5.6C、图5.6D）。

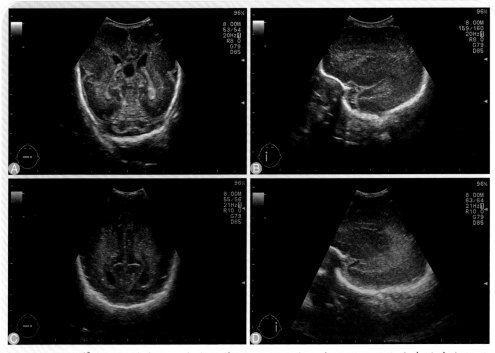

A、B.胎龄25+3周的超早产儿，出生后第2天经侧脑室三角区冠状面和左岛叶旁矢状面CUS，侧脑室周围白质回声正常，较脉络膜丛回声略低、均匀，注意对称的线性回声，与侧脑室三角区平行（图A箭头），这是正常现象；C、D.胎龄31周的正常早产儿，出生后第2天经冠状面和旁矢状面CUS，侧脑室周围白质为均匀稍强回声，回声较脉络膜丛低（脉络丛未显示）

图6.13　脑室周围回声0级

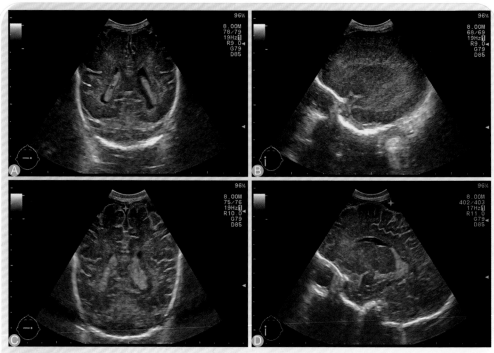

胎龄28^(+3)周的极早产儿，特发性呼吸窘迫综合征、肺发育不全，人工通气，出生后几小时进行的第1次CUS是正常的。A、B.出生后第2天经冠状面侧脑室三角区和左岛叶区旁矢状面CUS，显示侧脑室周围白质回声不均匀，回声中等，几乎等同于脉络膜丛（红星号），脑室周围回声持续7天以上，之后逐渐好转，同时需要注意的是平行于侧脑室三角区的正常回声不能很好地区分（图6.13A）；C、D.足月等效年龄，脑室周围回声消失，但蛛网膜下腔很宽（蓝星号），侧脑室形状有些不规则，表明白质体积减少

图6.14 脑室周围回声Ⅰ级伴脑室周围白质软化Ⅰ级

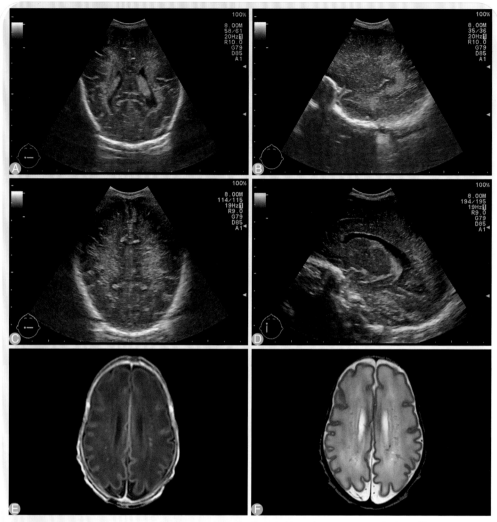

胎龄31周的极早产儿，大肠杆菌败血症伴有呼吸和循环衰竭。A、B.出生后第10天经侧脑室三角区冠状面和左岛叶区旁矢状面CUS，显示侧脑室周围白质回声增强，回声不均匀、呈斑片状，与脉络丛回声一致（脑室周围回声Ⅱ级）；C、D.1周后，矫正胎龄33⁺³周，分别经顶-枕叶冠状面和左侧脑室旁矢状面CUS，仍显示不均匀的脑室周围回声，在左侧顶叶区也显示1个小囊肿（箭头），由于白质体积的减少，侧脑室呈不规则形状；E、F.矫正胎龄34⁺²周时在侧脑室高水平MR T$_1$WI和T$_2$WI，显示多发点状白质病变和一些小囊性病变（箭头）

图6.15　脑室周围回声Ⅱ级演变为脑室周围白质软化Ⅱ级

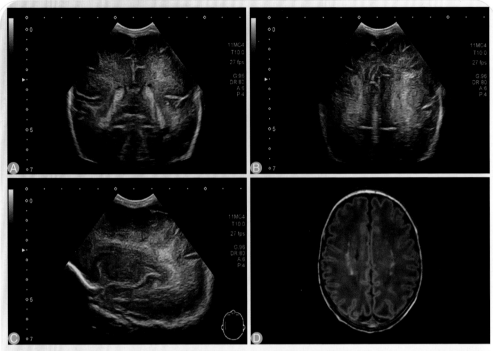

胎龄30周的极早产儿，因前置胎盘和失血行急诊剖宫产，出生后贫血。A~C.出生后第4天经侧脑室三角冠状面、顶枕叶冠状面和左岛叶旁矢状面CUS，显示不均匀、斑片状和不对称的回声增强，与脉络丛回声相同；D.足月等效年龄的轴位MR TWI，显示成簇的点状白质病变

图6.16　脑室周围回声Ⅱ级（1）

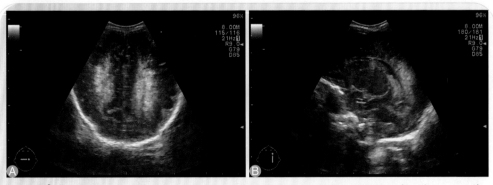

胎龄31⁺²周的极早产儿，特发性呼吸窘迫综合征（与图4.4I、图4.4J为同一患儿），双胎第2胎。A、B.出生后第2天，经顶枕叶冠状面和右侧脑室旁矢状面CUS，显示侧脑室旁白质回声明显不均匀且增强，比脉络丛更亮（脑室周围回声Ⅱ级），患儿在重新被送回重症监护室后，死于严重的呼吸暂停

图6.17　脑室周围回声Ⅱ级（2）

附录6.4：脑室周围白质软化的分级

摘自de Vries等[6]：

◆ Ⅰ级：短暂的脑室周围回声持续≥7天，但无囊性病变（图5.6C、5.6D和图6.14）。

◆ Ⅱ级：短暂的异常脑室周围回声演变为小的、局部的额顶叶囊肿（图6.18、图5.5和图6.15）。

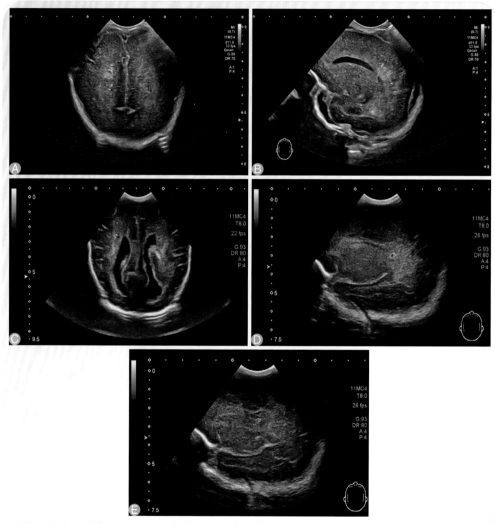

胎龄28周的极早产儿，因胎儿窘迫而行紧急剖宫产。A、B.出生后第1天CUS显示顶叶区呈不均匀增加、回声呈斑片状，主要在右侧；C～E.1个月后经侧脑室三角区的冠状面和左、右岛叶区旁矢状面CUS，显示侧脑室旁白质双侧小囊性病变

图6.18 脑室周围白质软化Ⅱ级

◆Ⅲ级：异常脑室周围回声演变为广泛的侧脑室旁囊性病变（图5.3）。

◆Ⅳ级：密度向深部白质延伸，发展为广泛的囊性病变（图6.19）。

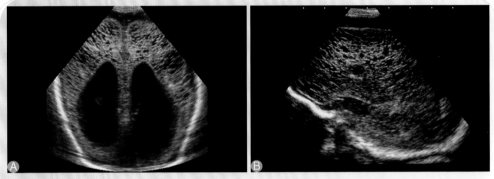

胎龄29周的极早产儿，单绒毛膜双胎妊娠，并发双胎输血综合征和宫内供血儿死亡，随后病情恶化，存活的受血儿需要紧急剖宫产，出生后第2～3周CUS显示广泛的囊性病变，并延伸至深部白质，患儿重新返回重症监护室后死亡

图6.19　脑室周围白质软化Ⅳ级

（由乌得勒支Whilelmina儿童医院的Linda de Vries教授提供）

所幸该分级所指的"经典"囊性脑室周围白质软化的发病率在过去几十年中有所下降。Ⅲ级和Ⅳ级脑室周围白质软化目前很少见，而且已经从脑室周围白质软化囊性变转变为一种更微妙的、非囊性的白质损伤（所谓弥漫性或轻微白质损伤），CUS下不易发现。

参考文献

[1] VOLPE J J. Intraventricular hemorrhage in the premature infant—current concepts. Part II. Ann Neurol, 1989, 25 (2) :109-116.

[2] STEGGERDA S J, LEIJSER L M, WIGGERS-DE BRUÏNE F T, et al Cerebellar injury in preterm infants: incidence and findings on US and MR images. Radiology, 2009, 252 (1) :190-199.

[3] PARODI A, ROSSI A, SEVERINO M, et al. Accuracy of ultrasound in assessing cerebellar haemorrhages in very low birthweight babies. Arch Dis Child Fetal Neonatal Ed, 2015, 100 (4) : F289-F292.

[4] STEGGERDA S J, VAN WEZEL-MEIJLER G. Cranial ultrasound of the immature cerebellum: role and limitations. Semin Fetal Neonatal Med, 2016, 21: 295-304.

[5] VAN WEZEL-MEIJLER G, VAN DER KNAAP M S, SIE L T, et al. Magnetic resonance imaging of the brain in premature infants during the neonatal period. Normal phenomena and reflection of mild ultrasound abnormalities. Neuropediatrics, 1998, 29 (2) : 89-96.

[6] DE VRIES L S, EKEN P, DUBOWITZ L M. The spectrum of leukomalacia using cranial ultrasound. Behav Brain Res, 1992, 49 (1) : 1-6.

延伸阅读

[1] BENDERS M J, KERSBERGEN K J, DE VRIES L S. Neuroimaging of white matter injury, intraventricular and cerebellar hemorrhage. Clin Perinatol, 2014, 41 (1) : 69-82.

[2] COWAN F M, DE VRIES L S. The internal capsule in neonatal imaging. Semin Fetal Neonatal Med, 2005, 10 (5) : 461-474.

[3] DE VRIES L S, GROENENDAAL F, VAN HAASTERT I C, et al. Asymmetrical myelination of the posterior limb of the internal capsule in infants with periventricular haemorrhagic infarction: an early predictor of hemiplegia. Neuropediatrics, 1999, 30 (6) : 314-319.

[4] DE VRIES L S, BENDERS M J, GROENENDAAL F. Progress in neonatal neurology with a focus on neuroimaging in the preterm infant. Neuropediatrics, 2015, 46 (4) : 234-241.

[5] GROENENDAAL F, TERMOTE J U, VAN DER HEIDE-JALVING M, et al. Complications affecting preterm neonates from 1991 to 2006: what have we gained? Acta Paediatr, 2010, 99 (3) : 354-358.

[6] HAMRICK S E, MILLER S P, LEONARD C, et al. Trends in severe brain injury and neurodevelopmental outcome in premature newborn infants: the role of cystic periventricular leukomalacia. J Pediatr, 2004, 145 (5) : 593-599.

[7] INDER T E. Preterm intraventricular hemorrhage/posthemorrhagic hydrocephalus//VOLPE J J. Volpe's neurology of the newborn.6th edn. Philadelphia Leijser: Elsevier, 2017.

[8] LEIJSER L M, LIAUW L, VEEN S, et al. Comparing brain white matter on sequential cranial ultrasound and MRI in very preterm infants. Neuroradiology, 2008, 50 (9) : 799-811.

[9] LEIJSER L M, DE BRUÏNE F T, VAN DER GROND J, et al.Is sequential cranial ultrasound reliable for detection of white matter injury in very preterm infants? Neuroradiology, 2010, 52 (5)：397-406.

[10] LIMPEROPOULOS C. Cerebellar hemorrhage//VOLPE J J. Volpe's neurology of the newborn. 6th edn. Philadelphia:Elsevier, 2017.

[11] MILLER S P, COZZIO C C, GOLDSTEIN R B, et al. Comparing the diagnosis of white matter injury in premature newborns with serial MR imaging and transfontanel ultrasonography findings. AJNR Am J Neuroradiol, 2003, 24 (8)：1661-1669.

[12] NEIL J J, VOLPE J J. Encephalopathy of prematurity: clinical-neurological features, diagnosis, imaging, prognosis, therapy// VOLPE J J. Volpe's neurology of the newborn.6th edn. Philadelphia: Elsevier, 2017.

[13] STEGGERDA S J, DE BRUÏNE F T, VAN DEN BERG-HUYSMANS A A, et al. Small cerebellar hemorrhage in preterm infants: perinatal and postnatal factors and outcome. Cerebellum, 2013, 12 (6)：794-801.

[14] VAN WEZEL-MEIJLER G, DE VRIES L S. Cranial ultrasound-optimizing utility in the NICU. Curr Pediatr Rev, 2014, 10 (1)：16-27.

第7章
颅脑超声的局限性及MRI建议

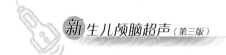

7.1 CUS的局限性

CUS的优点众多并且广为接受（参见第1章）。但是，必须认识到CUS的局限性。

◆ 图像质量可能会受到以下条件的影响：声窗过小、头发浓密或呼吸机支持系统中的敷帽遮挡。尽管在个别情况下调整探头频率（参见第2章）和应用附加声窗（参见第3章）增强了CUS的检测能力和应用范围，但某些结构和异常仍然难以检测到。

◆ 无法很好地观察到大脑的凸面：（小的）动脉皮层梗死和分水岭病变可能会被忽略，尤其是在病变发生后的前几天；皮质折叠的细微部分将无法得到可靠性评估，对位于脑半球凸面的脑出血（硬脑膜下、硬膜外和蛛网膜下腔出血），CUS可能难以鉴别和诊断。

◆ 低血糖性脑实质损伤，常累及枕叶，可能无法识别。使用后囟作为声窗可有助于检测枕叶脑实质损伤（参见第3章）。

◆ 某些由感染引起的病变，如（微小）脓肿和脑炎，CUS可能无法很好地识别。

◆ 小脑出血和其他小脑异常可能对神经发育有重要影响。CUS通常可以检测到这些异常及其他的后颅窝病变，尤其是通过乳突囟和后囟进行额外扫查时。但是，并非总是可以精确地定义这些异常并确定其确切位置和病变程度（参见第3章和第6章）。

◆ 髓鞘形成无法显示：内囊后支和其他白质束的病变其累及程度可能对神经功能的预后非常重要，但是CUS无法准确评估。

◆ 通常能够发现缺氧缺血性基底节损伤和局灶性梗死，但是不能用于准确评估预后。

◆ 弥漫性白质损伤和点状小脑出血常常发生于超早产儿，CUS评估可靠性不高（参见第6章）。

7.2　MRI的作用

在现代新生儿医学中，CUS和MRI是互补的神经影像学工具。虽然MRI不能替代系列CUS，但许多情况下需要MRI进行正确的诊断和治疗，此外，MRI有助于评估预后。

MRI能够详细描述大脑发育成熟度，包括髓鞘形成。在许多情况下MRI能够明确病理过程，有助于判断预后。它确定了病变的确切部位、起源和范围。根据位置和大小，MRI可以检测到CUS无法检测到的病变。它可以检测弥漫性和非囊性白质损伤及经常发生在超早产儿的斑点状小脑出血。DWI可以早期发现缺氧缺血性脑损伤，通过磁共振静脉造影和动脉造影可以评估脑静脉和动脉。弥散系数测量可以量化成熟和损伤程度，而容量测量可以量化脑生长和组织损失。

然而，MRI不允许频繁、连续的检查，而且很难在出生后的前几天内对新生儿进行早期检查，特别是在情况不稳定的新生儿中。

此外，尽管MRI在采取必要的预防措施和严格遵循指南的情况下是安全的，但是对于患儿和（或）早产儿来说，MRI带来的各种负担比CUS更重。

某些疾病，如钙化、生发基质囊肿（生发中心性溶解性囊肿）、室管膜下假性囊肿（图7.1）和豆状核血管病（图7.2；图4.5I、图4.5J），更适合（或仅仅）用超声来评估。因此，现代新生儿学将CUS和MRI作为互补的神经成像工具。

早产儿足月等效年龄前后的常规MRI有助于精确和可靠地检测（小）病变，但可能不会比高质量的CUS有更高的预测价值，还可能会给患儿及其父母带来负担。应该仔细权衡MRI对于这些患儿的优势和可能的缺点，并充分告知父母。

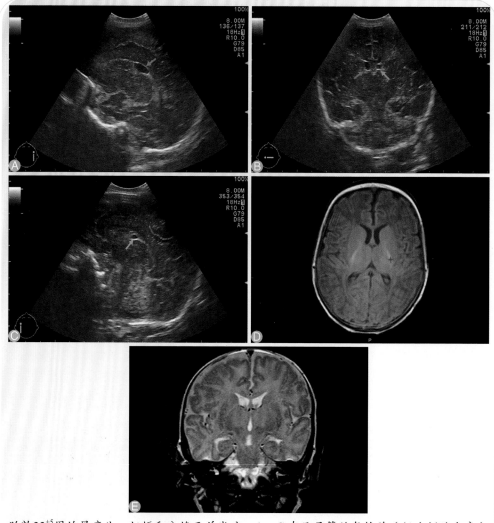

胎龄33+5周的早产儿，妊娠和分娩无并发症。A～C.在足月等效年龄前后经右侧脑室旁矢状面、侧脑室冠状面和中线左侧旁矢状面CUS，显示右侧（蓝箭头）生发基质囊肿（生发中心性溶解性囊肿），左侧有1个较小的囊肿（绿箭头）；D、E.足月等效年龄当天行MRI检查，轴位T$_1$WI在侧脑室体部层面（图D），显示解剖和成熟度正常，未见异常，注意内囊的对称髓鞘化（星号）（与图6.7I～图6.7K相比），有一些运动伪像，冠状面T$_2$WI（图E），虽然在CUS图像上有明显的生发中心性溶解性囊肿，但在MRI上很难辨认（蓝箭头）

图7.1　早产儿声像图和MRI

7.2.1　MRI有助于诊断和（或）预测疾病的转归

◆极早产儿（白质损伤，点状病变）。

◆足月（早期）新生儿缺氧缺血性脑病。

◆癫痫和其他神经症状。

◆动脉梗死。

◆CUS诊断或怀疑为幕上脑实质异常。

◆CUS诊断或怀疑为幕下异常。

◆先天性或获得性中枢神经系统感染。

◆中枢神经系统先天性畸形。

◆硬膜下和蛛网膜下出血。

◆症状性低血糖。

◆需要换血的高胆红素血症。

◆累及中枢神经系统的代谢性疾病。

◆出血后脑室扩张。

◆大脑静脉窦血栓形成。

◆大脑凸面异常（疑似）。

附录中介绍了MRI的适应证。对于（近）足月儿缺氧缺血性脑病，在事件发生后第4～7天进行MRI检查可获得最佳信息。对于出现急性神经系统症状的患儿，最好尽早进行MRI检查，以便及时诊断。对于超早产儿，最好的时机可能是在足月等效年龄（矫正胎龄40～44周）左右，除非早期诊断对进一步的治疗和管理很重要。

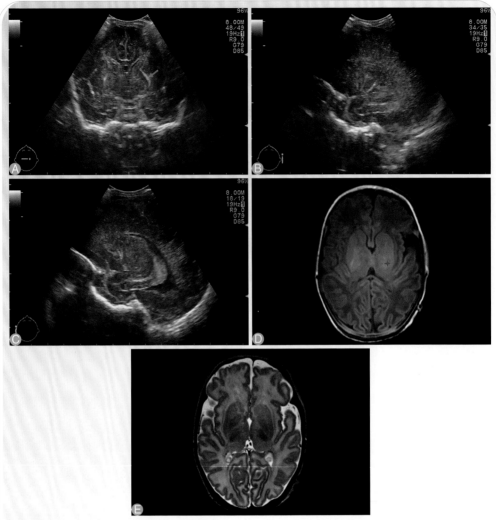

胎龄30^{+2}周的极早产儿，单绒毛膜双胎妊娠，双胎输血综合征。A～C.经侧脑室额角冠状面、右岛叶区旁矢状面和左侧脑室旁矢状面CUS，显示明显的双侧豆状核纹状体血管回声（箭头），且显示不均匀的脑室周围回声Ⅰ级；D、E.足月等效年龄（矫正胎龄38周）时，在侧脑室体部层面的轴位MR T$_1$WI（图D）和T$_2$WI（图E），没有描述豆状核血管病，没有与豆状核血管病等效的MR，注意T$_1$WI图像上内囊（星号）中髓磷脂的正常高信号强度，由于该患儿在扫查时年龄比正常婴儿小2周（矫正胎龄38周），因此这种正常的高信号不如图7.1所示明显，MR图像的不对称表现是由于患儿在线圈中的位置不对称造成的

图7.2 极早产儿声像图和MRI

7.3 CT的作用

CT所涉及的放射剂量很大，大多数情况下，与高质量的CUS和MRI相比，CT对于脑成像的诊断价值有限。因此，新生儿头颅CT仅在极少情况下应用，如CUS无法确定的疑似脑凸侧钙化、急性硬膜下或蛛网膜下腔出血（如果需要介入治疗且无法行MRI检查），以及疑似创伤后的头骨骨折。

附录：新生儿MRI检查的适应证

改良自荷兰《新生儿神经成像国家指南（2015）》。

◆癫痫。

◆CUS无法充分解释的其他神经系统症状。

◆症状性低血糖，取决于低血糖的总持续时间和临床症状的严重程度。

◆需要换血的高胆红素血症，合并下列1种或2种：

·神经症状。

·CUS异常。

◆缺氧缺血性脑病。

◆脑室内出血伴出血后脑室扩张和（或）脑室周围出血性梗死。

◆中枢神经系统感染。

◆先天性中枢神经系统异常（疑似）。

◆脑静脉窦血栓形成（疑似）。

◆后颅窝异常（疑似）。

◆脑实质损伤：

·脑室周围白质软化≥Ⅱ级。

·实质出血。

·中风。

·参考连续的CUS检查结果，显示1周内不能解决的脑室周围回声Ⅱ级，考虑MRI检查（参见第5章）。

◆有症状的颅内、颅外出血。

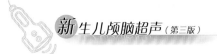

延伸阅读

[1] ANDERSON P J, CHEONG J L, THOMPSON D K. The predictive validity of neonatal MRI for neurodevelopmental outcome in very preterm children. Semin Perinatol, 2015, 39 （2）: 147-158.

[2] BOARDMAN J P, WUSTHOFF C J, COWAN F M. Hypoglycaemia and neonatal brain injury. Arch Dis Child Educ Pract Ed, 2013, 98 （1）: 2-6.

[3] BURNS C M, RUTHERFORD M A, BOARDMAN J P, et al. Patterns of cerebral injury and neurodevelopmental outcomes after symptomatic neonatal hypoglycemia. Pediatrics, 2008, 122 （1）: 65-74.

[4] CHEONG J L Y, MILLER S P Imaging the neonatal brain in the 21st century: why, when, and how? Arch Dis Child Fetal Neonatal Ed, 2018, 103 （1）: F4-F5.

[5] COWAN F, MERCURI E, GROENENDAAL F, et al. Does cranial ultrasound imaging identify arterial cerebral infarction in term neonates? Arch Dis Child Fetal Neonatal Ed , 2005, 90 （3）: F252-F256.

[6] DANEMAN A, EPELMAN M, BLASER S, et al. Imaging of the brain in full-term neonates: does sonography still play a role? Pediatr Radiol, 2006, 36 （7）: 636-646.

[7] DANEMAN A, EPELMAN M. Neurosonography: in pursuit of an optimized examination. Pediatr Radiol, 2015, 45 （3）: S406-S412.

[8] DINAN D, DANEMAN A, GUIMARAES C V, et al. Easily overlooked sonographic findings in the evaluation of neonatal encephalopathy: lessons learned from magnetic resonance imaging. Semin Ultrasound CT MR, 2014, 35 （6）: 627-651.

[9] EDWARDS A D, REDSHAW M E, KENNEA N, et al. Effect of MRI on preterm infants and their families: a randomised trial with nested diagnostic and economic evaluation. Arch Dis Child Fetal Neonatal Ed, 2018, 103 （1）: F15-F21.

[10] EPELMAN M, DANEMAN A, KELLENBERGER C J, et al. Neonatal encephalopathy: a prospective comparison of head US and MRI. Pediatr Radiol, 2010, 40 （10）: 1640-1650.

[11] EPELMAN M, DANEMAN A, CHAUVIN N, et al. Head ultrasound and MR imaging in the evaluation of neonatal encephalopathy: competitive or complementary imaging studies? Magn Reson Imaging Clin N Am, 2012, 20 （1）: 93-115.

[12] EPELMAN M, DANEMAN A, BLASER S I, et al. Differential diagnosis of Intracranial cystic lesions at head US: correlation with CT and MRI imaging. Radiographics, 2015, 26 （1）: 173-196.

[13] GROENENDAAL F, DE VRIES L S. Fifty years of brain imaging in neonatal encephalopathy following perinatal asphyxia. Pediatr Res, 2017, 81 （1-2）: 150-155.

[14] JANVIER A, BARRINGTON K. Trying to predict the future of ex-preterm infants: who benefits from a brain MRI at term? Acta Paediatrica, 2012, 101 （10）: 1016-1017.

[15] LEIJSER L M, STEGGERDA S J, DE BRUÏNE F T, et al. Lenticulostriate vasculopathy in very preterm infants. Arch Dis Child Fetal Neonatal Ed, 2010, 95 （1）: F42-F46.

[16] MATHUR A M, NEIL J J, INDER T E. Understanding brain injury and neurodevelopmental disabilities in the preterm infant: the evolving role of advanced magnetic resonance imaging. Semin Perinatol, 2010, 34（1）: 57-66.

[17] PARODI A, ROSSI A, SEVERINO M, et al. Accuracy of ultrasound in assessing cerebellar haemorrhages in very low birthweight babies. Arch Dis Child Fetal Neonatal Ed, 2015, 100（4）: F289-F292.

[18] PEARCE R, BAARDSNES J. Term MRI for small preterm babies: do parents really want to know and why has nobody asked them? Acta Paediatr, 2012, 101（10）: 1013-1015.

[19] PLAISIER A, RAETS M M, ECURY-GOOSSEN G M, et al. Serial cranial ultrasonography or early MRI for detecting preterm brain injury? Arch Dis Child Fetal Neonatal Ed, 2015, 100（4）: F293-F300.

[20] RACINE E, BELL E, FARLOW B, et al. The 'ouR-HOPE' approach for ethics and communication about neonatal neurological injury. Dev Med Child Neurol, 2017, 59（2）: 125-135.

[21] RADEMAKER K J, DE VRIES L S, BARTH P G. Subependymal pseudocysts: ultrasound diagnosis and findings at follow-up. Acta Paediatr, 1993, 82（4）: 394-399.

[22] RAETS M M, SOL J J, GOVAERT P, et al. Serial cranial US for detection of cerebral sinovenous thrombosis in preterm infants. Radiology, 2013, 269（3）: 879-886.

[23] RAMENGHI L A, GOVAERT P, FUMAGALLI M, et al.Neonatal cerebral sinovenous thrombosis. Semin Fetal Neonatal Med, 2009, 14（5）: 278-283.

[24] RUTHERFORD M A, RAMENGHI L A, COWAN F M. Neonatal stroke. Arch Dis Child Fetal Neonatal Ed, 2012, 97（5）: F377-F384.

[25] SKIÖLD B, VOLLMER B, BÖHM B, et al.Neonatal magnetic resonance imaging and outcome at age 30 months in extremely preterm infants. J Pediatr, 2012, 160（4）: 559-566.

[26] SISMAN J, CHALAK L, HEYNE R, et al. Lenticluostriate vasculopathy in preterm infants: a new classification, clinical association and neurodevelopmental outcome. J Perinatol 2018, 38（10）: 1370-1378.

[27] SKIÖLD B, HALLBERG B, VOLLMER B, et al.A novel scoring system for term-equivalent-age cranial ultrasound in extremely preterm infants. Ultrasound Med Biol, 2019, 45（3）: 786-794.

[28] STEGGERDA S J, LEIJSER L M, WIGGERS-DE BRUÏNE F T, et al. Cerebellar injury in preterm infants: incidence and findings on US and MR images. Radiology, 2009, 252（1）: 190-199.

[29] DE VRIES L S, GROENENDAAL F, VAN HAASTERT I C, et al. Asymmetrical myelination of the posterior limb of the internal capsule in infants with periventricular haemorrhagic infarction: an early predictor of hemiplegia. Neuropediatrics, 1999, 3 0（6）: 314-319.

[30] DE VRIES L S, VERBOON-MACIOLEK M A, COWAN F M, et al. The role of cranial

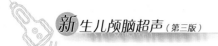
新生儿颅脑超声（第三版）

ultrasound and magnetic resonance imaging in the diagnosis of infections of the central nervous system. Early Hum Dev, 2006, 82 （12）: 819-825.

[31] DE VRIES L S, COWAN F M. Should cranial MRI screening of preterm infants become routine? Nat Clin Pract Neurol, 2007, 3 （10）: 532-533.

[32] DE VRIES L S, BENDERS M J, GROENENDAAL F. Should early cranial MRI of preterm infants become routine? Arch Dis Child Fetal Neonatal Ed, 2015, 100 （4）: F284-F285.

[33] VAN WEZEL-MEIJLER G, DE BRUÏNE F T, STEGGERDA S J, et al. Ultrasound detection of white matter injury in very preterm neonates: practical implications. Dev Med Child Neurol, 2011, 53 （Suppl 4）: 29-34.

[34] WOODWARD L J, ANDERSON P J, AUSTIN N C, et al. Neonatal MRI to predict neurodevelopmental outcomes in preterm infants. N Engl J Med, 2006, 355 （7）: 686-694.

第8章

新生儿颅脑的成熟度变化

8.1　脑发育成熟过程

在胎儿期、围产期和婴儿早期，大脑生长发育、成熟非常迅速。因此，早产儿的大脑特别容易发生发育异常和损伤。围产期损伤的模式不仅取决于致伤原因（如外伤、缺氧缺血、感染、出血、中毒和代谢），还取决于胎儿或新生儿的年龄和事件发生的时间。

某些CUS图像特征与大脑发育成熟现象有关，CUS图像随着其成熟度的不断提高而改变（参见第二部分）。在进行新生儿CUS检查时，检查者需要充分了解正常的大脑成熟、CUS显示的成熟现象及与年龄相关的围产期脑损伤模式。

一些成熟过程可以通过现代CUS技术可视化，从而具有特定的年龄特征，下文将进行综述。髓鞘形成虽然是中枢神经系统的主要成熟过程之一，可通过MRI进行详细诊断，但超声价值有限，故本章综述未纳入。

8.2　脑回形成

脑回形成始于妊娠中期，它以一种有序、可预测的方式快速发展。所有原发脑沟在妊娠第14～34周发育，脑回形成在足月等效年龄左右完成。在超早产儿（胎龄24～26周）中，大脑表面仍然非常平滑，几乎呈无脑回的表现（图8.1，参见图4.1B和第二部分），而在足月等效年龄时，大脑表面具有几乎成熟的外观（图8.2；图4.1A）。

妊娠14周左右开始形成脑沟和脑回，并形成外侧沟（Sylvian沟）。对于超早产儿（胎龄＜24周），这是唯一能够通过超声扫查识别的脑沟。下一个可以区分的沟是距状沟、顶枕沟和扣带沟。通过超声检查可以了解婴儿的脑回形成过程，并且可以通过大脑的超声图像来估计婴儿的实际胎龄（受孕龄）。足月等效年龄前后与超早产儿获得的CUS图像有很大差异，主要是因为脑回发育的进展（图8.1、图8.2及第二部分）。

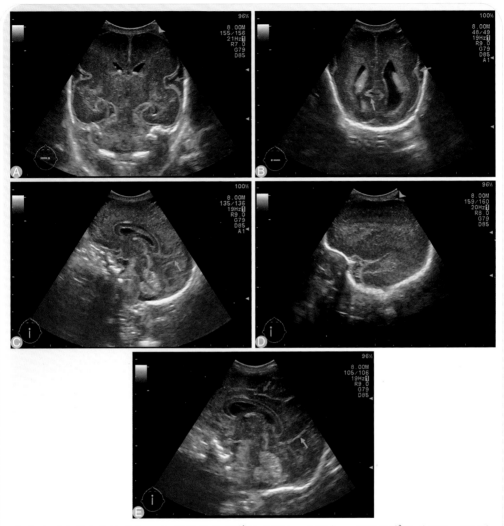

出生后不久的3名早产儿，分别为胎龄25^{+1}周（图A、图D）、胎龄24^{+3}周（图B、图C）和胎龄30周（图E）。经侧脑室体部和三角冠状面（图A、图B）、矢状面中部（图C、图E）和左侧岛叶旁矢状面（图D）CUS，显示非常平滑的皮质和稀疏的脑回，可见海马裂（图A）、外侧裂（图A、图D蓝箭头）和距状沟（图C绿箭头），还可以识别外侧裂（图B蓝箭头）和距状沟的形成（图B绿箭头），除了现在更成熟的距状沟外，还可以看到扣带沟（图E红箭头），与图8.2进行比较，另须注意蛛网膜下腔较宽（图A、图D中的短箭头），在这个年龄是正常的

图8.1　不同胎龄脑回发育声像图

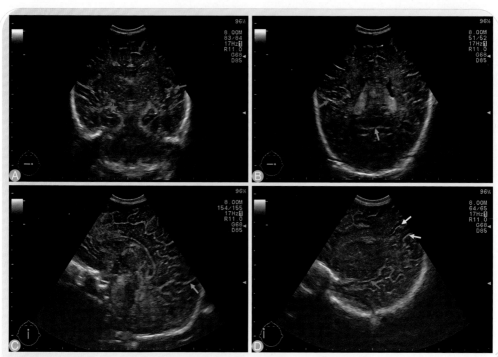

经冠状面（图A、图B）、正中矢状面（图C）和旁矢状面（图D）CUS，显示进一步的皮质折叠，与早产儿的相同切面进行比较（图8.1），箭头的颜色和表示脑沟的星号与图8.1所示的结构相对应，白箭头表示前中央沟，黄箭头表示中央沟

图8.2　足月儿脑回形成声像图

脑回发育存在明显的区域性差异：大脑后部区域的发育速度远快于前部区域。所以在妊娠34周左右，额叶皮质仍然平滑，而枕叶皮质已经显示出明显的脑回。

由于大脑发育受损，一些超早产儿足月等效年龄前后时的皮质折叠发育不如足月婴儿复杂（图4.8）。

8.3　生发基质

　　生发基质是脑细胞形成和成熟的一种暂时性结构。它是一种富含细胞和血管的室管膜下层状组织。在妊娠早期，它沿着侧脑室和第三脑室的整个壁排列，产生神经母细胞和胶质母细胞，是迁移神经元（孕早期）和胶质细胞（孕中期和孕晚期）的起源。生发基质的退化始于妊娠24周。妊娠33周后，残留的生发基质细胞保留在丘脑尾状切迹、颞角和侧脑室枕角侧壁。在胎儿和早产儿的MRI上，易于识别为T_1WI高信号带和T_2WI的低信号带（图8.3）。

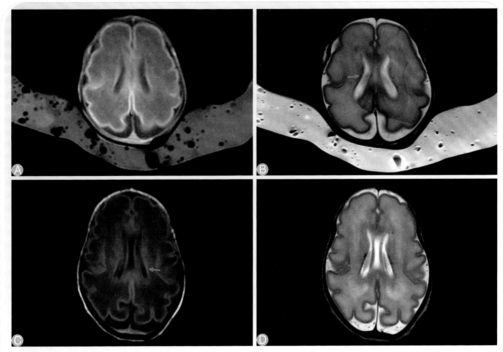

　　轴位MR T_1WI（图A、图C和图E），轴位MR T_2WI（图B、图D和图F），高位脑室水平（图A~图D和图G），基底节水平（图E、图F）。A、B.胎龄25^{+6}周的超早产儿，矫正胎龄28周，在T_1WI和T_2WI图像上，生发基质在脑室壁上清晰可见，分别为高信号和低信号（箭头）。注意T_2WI上的运动伪影；C、D.胎龄29周的极早产儿，矫正胎龄31^{+6}周，生发基质（箭头）不如更小的婴儿广泛，还须注意进展更多的皮质折叠；

图8.3　不同胎龄生发基质声像图

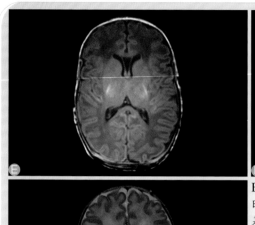
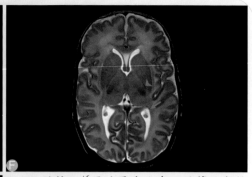
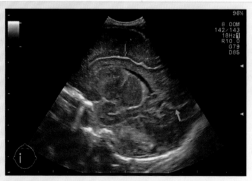

E～G.胎龄33⁺⁶周的早产儿在足月等效年龄时的MRI检查，侧脑室颞角可以看到生发基质的一些小残余（图F蓝箭头），还要注意，内囊中的发育进展、几乎成熟的皮质折叠和高、低信号强度（图E和图F短箭头），表明内囊开始髓鞘形成

图8.3 不同胎龄生发基质声像图（续）

在CUS中，生发基质残留可以分辨为小的高回声区，在旁矢状面中，大部分仅在丘脑尾状切迹周围可见（图8.4）。这些小回声区应与生发基质出血区分开（图8.5；图6.1B）。

胎龄32⁺²周，矫正胎龄34⁺⁶周的早产儿，经侧脑室旁矢状面CUS，显示丘脑尾状切迹周围的小区域回声增强（蓝箭头），代表生发基质残留的部位（图8.5B），注意突出的扣带沟（红箭头）和距状沟（绿箭头）

图8.4 早产儿旁矢状面声像图

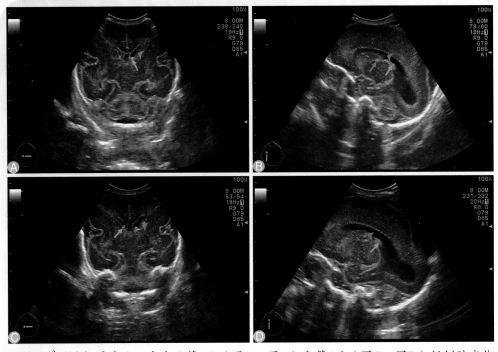

胎龄24⁺³周的超早产儿，出生后第1天（图A、图B）和第2天（图C、图D）经侧脑室体冠状面（图A、图C）和旁矢状面（图B、图D）CUS。A、B.丘脑尾状切迹（生发基质残余部位）（图B蓝箭头）清晰可见，注意脉络丛（绿箭头），左侧脑室有小而模糊的回声（短箭头），可能是初始生发基质出血；C、D.有1个小但明显的生发基质出血（短箭头），正常的丘脑尾状核切迹已无法辨认

图8.5　生发基质残留与生发基质出血

8.4　细胞迁移

妊娠的前半期是神经细胞增殖和迁移的时期。神经细胞迁移在妊娠20周后完成，而胶质细胞迁移则持续到妊娠晚期。

在正常早产儿的CUS图像上，尤其是额叶区域，可以识别出细微和对称的白质回声区（图8.6）。这种生理现象代表了神经胶质细胞的迁移，不应与非生理性额叶脑室周围回声混淆（图5.6A～图5.6D）。

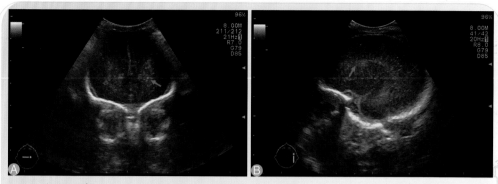

A、B.出生后第1天经额叶冠状面和右侧岛叶旁矢状面CUS，显示额叶白质内稍高、对称回声的区域（箭头）

图8.6　胎龄25⁺¹周超早产儿声像图

8.5　深部灰质改变

在早产期间，基底节神经胶质细胞随时间而发生变化。在超早产儿中，这些深部灰质结构，尤其是壳核，与周围组织相比，往往表现出弥漫性的、轻微增强的回声（图8.7；图4.5A、图4.5B）。在90%左右的极早产儿（胎龄＜32周）中可以看到回声，随着年龄的增长，回声逐渐消失，通常在足月等效年龄后1个月左右不再出现。

这种与早产儿相关的正常CUS表现应与深部灰质的病理性改变[常见于围产期窒息后的（近）足月儿]相区分，后者可能表现为细微的、弥漫的回声，提示缺氧缺血性损伤，有非常重要的临床意义（图4.5C、图4.5D）。它还应与丘脑和（或）基底神经节的局部或单侧病灶相区分，后者继发于这些区域的出血或梗死（图4.5G、图4.5H）。

8.6　脑脊液间隙的变化

在胎儿和超早产儿中，侧脑室可能较宽且不对称（通常左侧＞右侧），枕角相对较宽（图8.8），蛛网膜下腔也可能增宽（图8.1A、图8.1B和图8.1D）。由于出生后最初几天的大脑生长和体液流失，脑脊液间隙逐渐减小（图8.9，与图8.1A、图8.1B和图8.1D相比）。

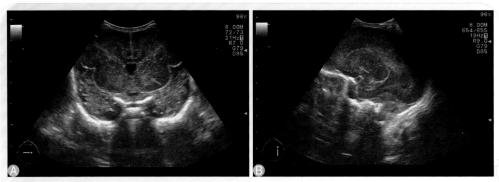

A、B.出生后第1天经额叶冠状面和右侧脑室旁矢状面CUS，显示基底神经节有细微的弥漫性高回声（箭头），是这个年龄段的一种生理现象

图8.7　胎龄25^{+3}周超早产儿声像图

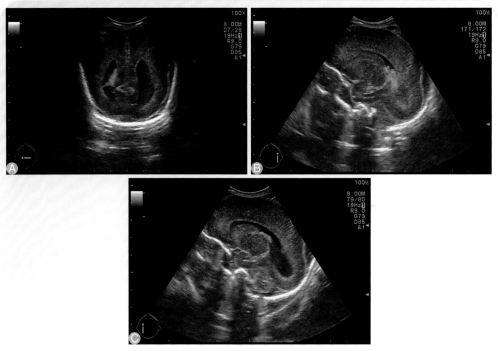

A～C.经侧脑室三角冠状面、右侧和左侧脑室的旁矢状面CUS，枕角相对较宽（图C），左侧脑室比右侧脑室宽，注意不对称、粗大的脉络丛（红箭头），这是一种正常表现，尤其在早产儿中

图8.8　超早产儿（与图8.5为同一患儿）声像图

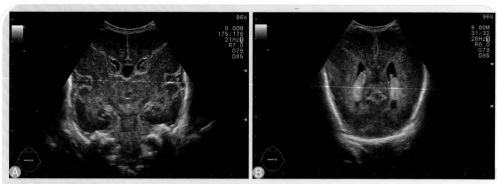

胎龄25⁺³周的超早产儿，出生后第3天经冠状面CUS，显示由于液体流失和大脑生长，蛛网膜下腔变小（与图8.1相比），注意图B中的巨大团状回声脉络丛是正常表现

图8.9　超早产儿声像图

在某些情况下（如超早产和缺氧缺血性脑损伤），脑脊液间隙在足月等效年龄后仍然存留或变宽（图4.8），这可能是大脑生长受损的结果。

脑成熟度的改变：

◆体积和重量增加。

◆皮质折叠。

◆髓鞘形成（CUS无法显示）。

◆细胞迁移。

◆生发基质退化。

◆深部灰质改变。

◆脑脊液间隙减少。

延伸阅读

[1] ACHIRON R, YAGEL S, ROTSTEIN Z, et al. Cerebral lateral ventricular asymmetry: is this a normal ultrasonographic finding in the fetal brain? Obstet Gynecol, 2002, 89（2）: 233-237.

[2] BARKOVICH A J, MUKHERJEE P. Normal development of the neonatal and infant brain, skull, and spine.//BARKOVICH A J, RAYBAUD C.Pediatric neuroimaging. Lippincot Williams & Wilkins, Philadelphia: Wolters Kluwer, 2012.

[3] BATTIN M, RUTHERFORD M.Magnetic resonance imaging of the brain in preterm infants: 24 weeks' gestation to term// RUTHERFORD M. MRI of the neonatal brain. London: WB Saunders, 2002.

[4] BOARDMAN J P, COUNSELL S J, RUECKERT D, et al. Early growth in brain volume is preserved in the majority of preterm infants. Ann Neurol, 2007, 62（2）: 185-192.

[5] BOXMA A, LEQUIN M, RAMENGHI L A, et al. Sonographic detection of the optic radiation. Acta Paediatr, 2005, 94（10）: 1455-1461.

[6] BROUWER M J, DE VRIES L S, PISTORIUS L, et al. Ultrasound measurements of the lateral ventricles in neonates: why, how and when? A systematic review. Acta Paediatr, 2010, 99（9）: 1298-1306.

[7] BROUWER M J, DE VRIES L S, GROENENDAAL F, et al. New reference values for the neonatal cerebral ventricles. Radiology, 2012, 262（1）: 224-233.

[8] CHI J G, DOOLING E C, GILLES F H. Gyral development of the human brain. Ann Neurol, 1977, 1（1）: 86-93.

[9] GAREL C, CHANTREL E, BRISSE H, et al .Fetal cerebral cortex: normal gestational landmarks identified using prenatal MR imaging. Am J Neuroradiol, 2001, 22（1）: 184-189.

[10] DE GOEDEREN R, RAETS M M A, ECURY-GOOSSEN G M, et al. Effect of preterm birth on echogenicity in basal ganglia. Ultrasound Med Biol, 2017, 43（10）: 2192-2199.

[11] GIRARD N, CONFORT-GOUNY S, SCHNEIDER J, et al. MR imaging of brain maturation. J Neuroradiol, 2007, 34（5）: 290-310.

[12] GRIFFITHS P D.Atlas of fetal and postnatal brain MRI. Philadelphia: Saunders Elsevier, 2010.

[13] HORSCH S, MUENTJES C, FRANZ A, et al. Ultrasound diagnosis of brain atrophy is related to neurodevelopmental outcome in preterm infants. Acta Paediatr, 2005, 94（12）: 1815-1821.

[14] HUANG C C, YEH T F.Assessment of gestational age in newborns by neurosonography. Early Hum Dev, 1991, 25（3）: 209-220.

[15] KINNEY, VOLPE. Organizational events//Volpe's neurology of the newborn. 6th edn. Elsevier, 2017.

[16] KINNEY, VOLPE. Myelination events//Volpe's neurology of the newborn.6th edn. Elsevier, 2017.

[17] VAN DER KNAAP M S, VAN WEZEL-MEIJLER G, BARTH P G, et al. Normal gyration and sulcation in preterm and term neonates: appearance on MR images. Radiology, 1996, 200（2）: 389-396.

[18] LEIJSER L M, SRINIVASAN L, RUTHERFORD M A, et al. Frequently encountered cranial ultrasound features in the white matter of preterm infants: correlation with MRI. Eur J Paediatr Neurol, 2009, 13（4）: 317-326.

[19] MURPHY N P, RENNIE J, COOKE R W.Cranial ultrasound assessment of gestational age in low birth-weight infants. Arch Dis Child, 1989, 64（4）: 569-572.

[20] NAIDICH T P, GRANT J L, ALTMAN N, et al.The developing cerebral surface. Preliminary report on the patterns of sulcal and gyral maturation—anatomy, ultrasound, and magnetic resonance imaging. Neuroimaging Clin N Am, 1994, 4（2）: 201-240.

[21] PODURI, VOLPE. Neuronal proliferation//Volpe's neurology of the newborn.6th edn. Elsevier, 2017.

[22] PODURI, VOLPE. Neuronal migration//Volpe's neurology of the newborn. 6th edn. Elsevier, 2017.

[23] VEYRAC C, COUTURE A, SAGUINTAAH M, et al.Brain ultrasonography in the premature infant. Pediatr Radiol, 2006, 36（7）: 626-635.

[24] VAN WEZEL-MEIJLER G, VAN DER KNAAP M S, SIE L T, et al. Magnetic resonance imaging of the brain in premature infants during the neonatal period. Normal phenomena and reflection of mild ultrasound abnormalities. Neuropediatrics, 1998, 29（2）: 89-96.

[25] VAN WEZEL-MEIJLER G, LEIJSER L M, WIGGERS-DE BRUÏNE F T, et al. Diffuse hyperechogenicity of the basal ganglia and thalami in preterm infants: a physiologic finding? Radiology, 2011, 258（3）: 944-950.

第9章

新生儿经颅多普勒超声检查

CUS的一个优势是为脑的血流动力学研究提供可能。经颅多普勒超声是评价新生儿脑血管的良好方法，也能为脑血管解剖提供有用信息。由于CUS是一种无创、实时的检查方法，因此它是用来研究随时间变化及多种临床情况下血流模式的一种理想方法。脑血流速度的评估可以检测异常的血流模式，可以提供关于脑损伤风险的信息（如脑室内出血），并且可以在确定脑损伤的严重程度方面发挥作用（如缺氧缺血性脑病）。

9.1 仪器设置

现代超声仪器内置彩色多普勒超声模式。不同类型机器的布局可能会有所不同，重要的是要知道哪些按键是用于获取彩色多普勒成像、移动取样框、并将取样容积放置于目标血管上获取脉冲多普勒信号（图9.1A～图9.1E）。大多数机器可以设置自动网络测量（图9.1F）。

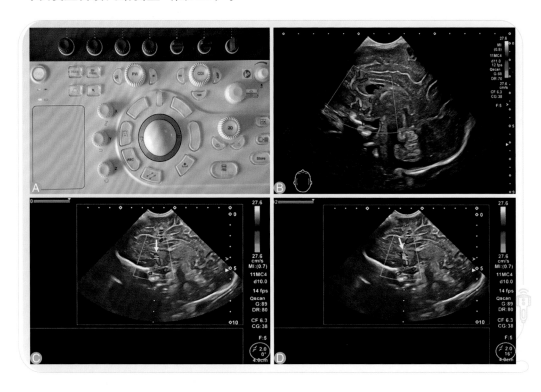

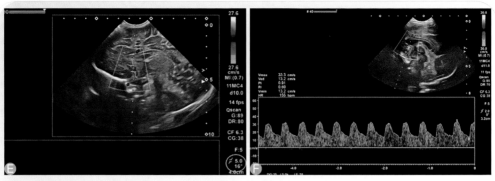

A.带按键的超声机器控制面板，能够获取屏幕上的彩色多普勒成像和脉冲多普勒信号；B.彩色多普勒取样框（绿色）；C.放置在大脑前动脉上的取样容积（蓝箭头），注意声束的发射角度（白箭头）；D.声束角度的轻微改变（白箭头），设定的取样容积宽度仍为2 mm（蓝箭头），图C及图D右下角的蓝色圆圈内亦同时显示该信息；E.取样容积的尺寸调整为5 mm（蓝箭头，图E右下角的蓝色圆圈）；F.流速和相关指数的自动测量

图9.1　CUS仪器设置及使用

9.2　多普勒超声检查内容

9.2.1　脑血管的超声显像

根据感兴趣血管的位置选择前囟或者其他声窗进行经颅多普勒超声成像。利用微凸阵探头可以获得高质量的血管图像。高频线阵探头对于观察脑表面及附近的表浅血管非常有用（如上矢状窦和横窦）。

表9.1（图9.2～图9.4）列出了可以通过多普勒超声显示的大动脉及其分支，以及检测的最佳声窗。表9.2（图9.5～图9.7）列出了可显示的脑静脉和静脉窦。

表9.1　大脑的动脉

CUS 可观察的大动脉及分支	声窗
·颈内动脉（internal carotid artery，ICA）	·前囟，颞窗
- 脉络膜前动脉	
- 后交通动脉	
·基底动脉	·前囟，颞窗，乳突囟
·大脑前动脉（anterior cerebral artery，ACA）	·前囟，颞窗
- 胼周动脉（pericallosal artery，aPC）	
- 胼缘动脉（callosal marginal artery，aCM）	
- 额动脉分支	
-Heubner 返动脉	
·大脑中动脉（middle cerebral artery，MCA）	·前囟，颞窗
- 豆纹动脉	
- 岛叶段动脉	
- 皮质支	
·大脑后动脉（posterior cerebral artery，PCA）	·前囟，颞窗，乳突囟
- 丘脑穿通支	
- 脉络膜动脉	
- 小脑上动脉（superior cerebellar artery，SCA）	

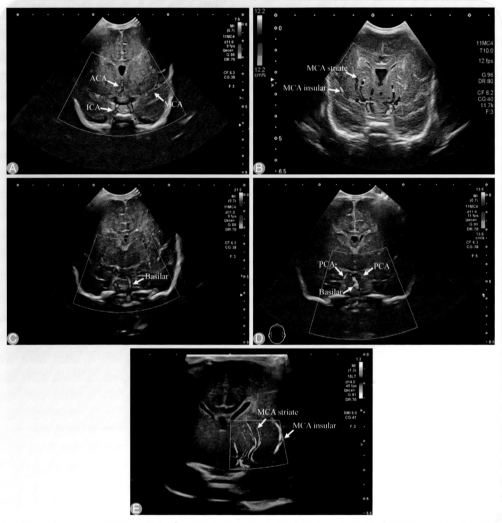

A.Willis环，颈内动脉、大脑中动脉的主干和大脑前动脉；B.大脑中动脉及其分支纹状动脉和岛叶段动脉；C.基底动脉；D.来自基底动脉的大脑后动脉；E.微血管成像（非角度依赖的）显示大脑中动脉及其分支豆纹动脉和岛叶段动脉

图9.2 冠状面动脉血流彩色多普勒声像图

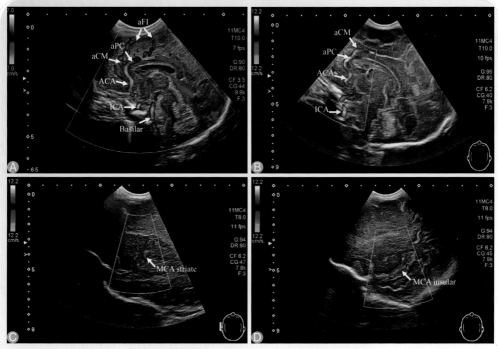

A、B.近正中矢状面显示颈内动脉、基底动脉、大脑前动脉及其分支、胼周动脉、胼缘动脉和额内侧动脉（frontal internal arteries，aFI）；C.旁矢状面显示大脑中动脉的豆纹动脉；D.大脑中动脉的岛叶段动脉

图9.3　矢状面动脉血流彩色多普勒声像图

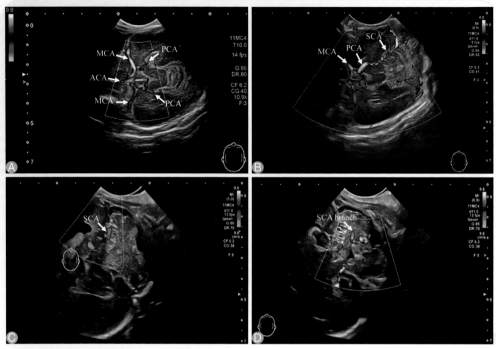

A.大脑前动脉、大脑中动脉及大脑后动脉组成的Willis环；B、C.小脑上动脉；D.小脑上动脉的分支

图9.4 颞窗（图A）及乳突囟（图B～图D）动脉血流彩色多普勒声像图

表9.2 大脑的静脉及静脉窦

CUS 可观察的大静脉及其静脉窦	声窗
·上矢状窦（superior sagittal sinus，SSS）	·前囟，后囟
·下矢状窦（inferior sagittal sinus，ISS）	·前囟
·大脑内静脉（internal cerebral vein，ICV）	·前囟
- 终静脉（terminal veins，TV）	
- 透明隔静脉	
- 脉络丛静脉	
- 丘脑静脉	
·Galen 静脉（vein of galen，VOG）	·前囟，后囟
·直窦（transverse sinus，ST）	·后囟，乳突囟
·窦汇	·前囟，后囟，乳突囟
·乙状窦	·乳突囟
·横窦（transverse sinus（es），TRV）	·乳突囟，前囟

有关脑动脉和静脉系统的解剖学详情，请参阅Govaert[1]、Miller[2]和Raets[3]。

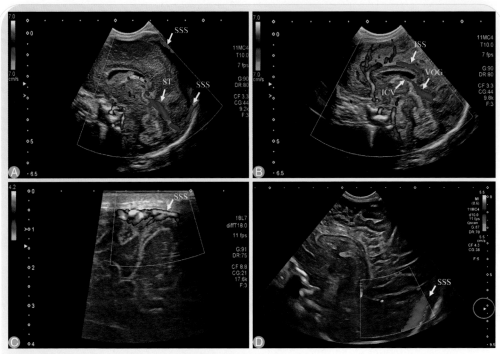

A.上矢状窦和直窦；B.大脑内静脉和Galen静脉；C.线阵探头能量多普勒模式显示上矢状窦和表浅皮质静脉的血流信号，为了提高信号质量，探针略微向后倾斜、图像深度减小；D.上矢状窦后部的血流信号，注意焦点聚焦于后方（蓝色圆圈）以提高信号显示效果

图9.5　正中矢状面静脉血流彩色多普勒声像图

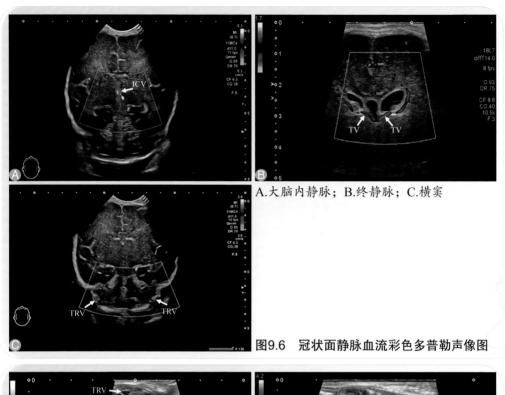

A.大脑内静脉；B.终静脉；C.横窦

图9.6　冠状面静脉血流彩色多普勒声像图

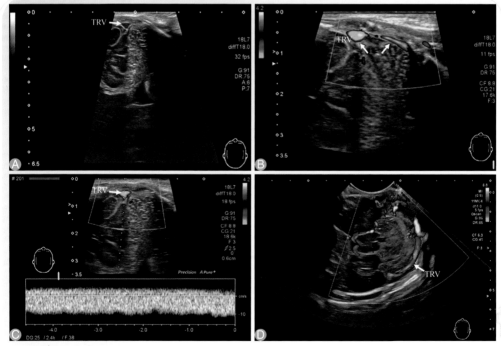

A.无回声的三角区域；B.彩色多普勒成像；C.同侧横窦的静脉频谱模式；D.对侧横窦

图9.7　乳突囟冠状面（图A～图C）和横切面（图D）静脉血流彩色多普勒声像图

9.2.2　评估脑血管的血流模式和速度

在进行多普勒检查时，保证幼儿舒适、不哭闹和不做出可能影响血流的动作非常重要，特别是在评估静脉血流时更应该注意以免受到影响。同时，了解可能改变脑血流速度的临床情况也很重要（参见9.3.1）。

多普勒测量的是速度而不是流量。血管的直径通常太小，因此无法计算血流量。

脑动脉的血管应始终为前向流动，若为反向血流则表明异常，可见于多种临床情况。

在进行彩色多普勒成像时，灰阶图像上可以叠加表示运动的彩色图像（图9.7～图9.9），这种彩图展示的是有方向信息的血流情况。朝向探头的血流用红色信号表示，背离探头的血流用蓝色信号表示。现有的许多机器还有能量多普勒和微血管成像技术。这些技术更加敏感，能够检测更微小的血管，但有时缺乏方向信息（图9.2E）。

如何进行动脉流速测定（图9.8、图9.9）：

1.首先选择要测量的大动脉；

2.然后将彩色取样框放置在感兴趣区（图9.8A），测量时注意使声束线与血管走向相平行（图9.8B），这是因为多普勒超声波声束（光标线所示）和血管轴间的角度会影响多普勒频移，从而影响波形大小。角度越大，波形越小，频谱质量越差。尽管多普勒指数几乎与角度无关，但是最好尽可能使声束角度接近零（图9.8B）。这可以通过选择合适的声窗（表9.1）和调整探头的角度来实现，从而使声束尽可能与血管轴方向平行。如有必要，可以通过轻微旋转光标来进一步调整声束角度（图9.1C、图9.1D）。从前囟可以测量大脑前动脉、胼周动脉、颈内动脉和基底动脉及上矢状窦和直窦的流速（图9.8）。颞窗是观察大脑中动脉的最佳声窗（图9.9）；

3.将多普勒取样容积放置在图像的血管腔上（图9.8B、图9.8C），并记录波形。可以根据血管尺寸调整取样容积大小（图9.1D、图9.1E）。速度量程调整到频谱占据一半为佳（图9.9B、图9.9C）。有些机器会自动优化量程，为了测量准确，必须有高质量、信号一致均匀的频谱；

4.使用光标测定收缩期峰值和舒张末期的速度，从而产生多普勒相关指数。通常测量3～5个心动周期的平均值（图9.8C）。大多数超声仪器能够半自动地测量这些指数。

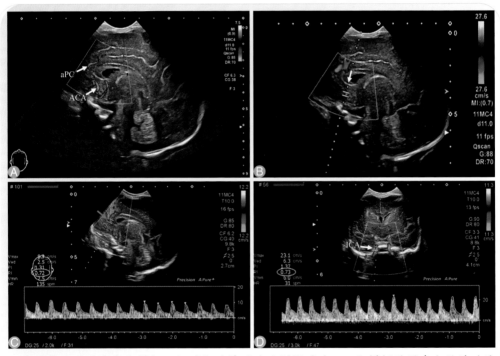

A.在图像上放置彩色取样框，识别大脑前动脉及胼周动脉；B.取样框放置在大脑前动脉上，注意声束方向与血管轴方向（箭头）一致；C.取样框放置在胼周动脉上，图像下方可以看到多普勒频谱，并计算4个心动周期基础上的血流速度和相关指数，阻力指数为0.72（蓝色圆圈）；D.同一婴儿冠状面颈内动脉的多普勒测量，阻力指数为0.73

图9.8 前囟正中矢状面（图A～图C）和冠状面（图D）频谱多普勒血流测量声像图

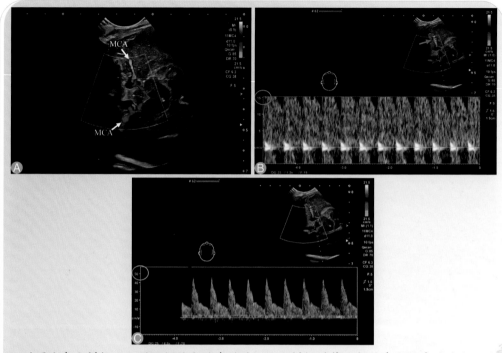

A.放置彩色取样框，识别两侧的大脑中动脉；B.取样框（箭头）放在大脑中动脉上，注意声束角度和血管轴方向一致，图像的下半部分为流速波形，但应调节速度量程；C.调节速度量程（蓝色圆圈）后，血流频谱波形能够完全显示出来，并且可以进行测量

图9.9　颞窗频谱多普勒血流测量声像图

最常用的多普勒指标是阻力指数，定义为：

（收缩期峰值流速－舒张末期流速）／收缩期峰值流速。

不同部位血管测量中的阻力指数在一定程度上并不是固定的，因此只在同一血管的同一位置进行连续测量才有价值。大脑前动脉是常规测量的首选，这是因为它容易从前囟获取并且角度合适，具有良好的可重复性。正常阻力指数在0.65～0.85。早产儿和足月儿的不同血管相关指数已有参考值范围。

9.3 多普勒评估的临床应用

9.3.1 评估脑血流速度的临床意义

以下情况可能会影响血流频谱模式和阻力指数。

◆ 心血管自动调节受损情况下血压变化和低血容量，尤其是明显的心率波动和逆向动脉血流提示可能出现不良预后，并可能早于脑室内出血（图9.10）。

◆ 血流动力学有显著改变的动脉导管可能导致收缩期峰值流速高、舒张末期流速缺失或负值的波形，这是由于存在明显的左向右分流并伴有舒张期逆向流动。在导管依赖性的先天性心脏病中可以看到同样的血流模式（图9.11）。

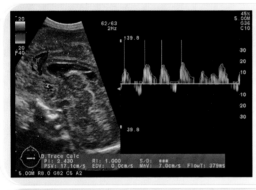

出生后第1天出现严重呼吸窘迫、低血容量和难治性低血压，显示大脑前动脉血流形态异常不规则，伴有节律异常和舒张期逆流

图9.10 早产儿频谱多普勒血流测量声像图

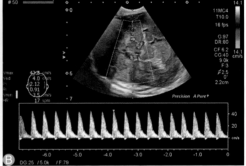

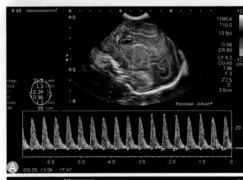

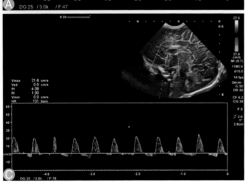

A、B.胎龄29周的极早产儿，出生后第2天经前囟大脑前动脉（图A）和颞窗大脑中动脉（图B）CUS，显示每个心动周期的峰值流速增高与几乎消失的舒张期血流，可能是动脉导管未闭所致，因此阻力指数几乎等于1；C.肺动脉闭锁患儿，经大脑前动脉CUS显示舒张期反向，主要是由未闭的动脉导管分流供应肺循环导致

图9.11 极早产儿频谱多普勒血流测量声像图

◆二氧化碳水平的变化可能会影响脑血流。二氧化碳水平增高可能会引起血管扩张和血流速度增加，而二氧化碳水平降低可能会引起血管收缩和流速减低。

◆颅内压增高。在颅内出血后脑室扩张所致高颅压可以引起如阻力指数增加的血流动力学改变，反映收缩期峰值流速增高和舒张末期流速减低。在腰穿或脑室穿刺或永久分流后这一情况会得到改善（图9.12，参见第4章和图5.1）。

◆呼吸窘迫和不同步的人工通气可能引起血流动力学改变，导致不规则的频谱波形。正常呼吸通常会影响到静脉血流模式，但是显著或极端波动的静脉血流模式是不正常的，并且与脑室内出血的风险增加有关（图9.13）。

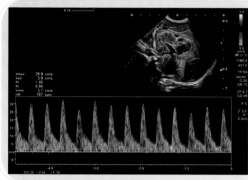

双侧脑室内出血Ⅲ级和出血后脑室扩张的早产儿出生后第14天，CUS显示峰值流速增快伴有舒张末期流速减低和阻力指数升高，可能是由颅内压增加导致，该患儿进行了腰穿和脑室-腹腔分流术（参见第5章，图5.1）

图9.12　早产儿频谱多普勒血流测量声像图

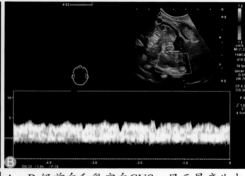

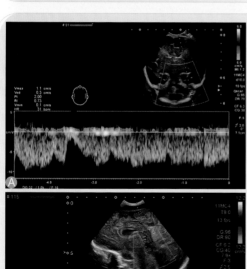

A、B.经前囟和乳突囟CUS，显示早产儿由于呼吸和呃逆导致横窦静脉血流的正常波动；C.有水肿和围产期窒息的足月儿患有严重呼吸功能不全合并心力衰竭，导致静脉血流异常波动

图9.13　静脉血流波动模式声像图

◆缺氧缺血性脑病。中到重度的围产期窒息可能影响脑血管床的反应性。在缺氧损伤初始灌注不足之后，会出现一个代偿性血管扩张和血管外周阻力减少的阶段，其特征是高灌注。这种所谓的过度灌注可以在损伤发生后第6~24小时内被CUS识别。最初，脑血管阻力的减少有助于维持或恢复大脑的氧气供应，但在自动调节功能受损和血管麻痹的严重病例中，过度灌注持续存在，对血压和二氧化碳分压的变化没有反应。脑血流速度测量显示阻力指数下降，主要是舒张期血流速度变快所致（图9.14）。阻力指数与颅脑损伤严重程度相关，阻力指数＜0.55为异常值，预示颅脑损伤和预后不良。在低温治疗的情况下，低阻力指数未必提示预后不良，这可能是因为低温影响脑循环和（或）保护大脑。然而，复温后持续的低阻力指数仍然是预后不佳的指标（表9.3）。

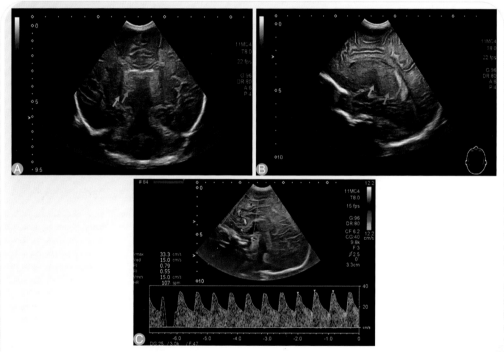

出生后第4天经冠状面（图A）和矢状面（图B、图C）CUS，显示基底节和丘脑（蓝箭头）的回声增强，并伴有低回声的内囊后肢（绿箭头）和胼周动脉的过度灌注（阻力指数为0.55）

图9.14 足月儿声像图

9.3.2 脑血管解剖学评估的临床重要性

了解以下的正常脑血管知识有助于识别异常。

◆在动脉卒中早期可以看到某个重要动脉或其分支的闭塞或血流信号减少，而在后期有时可以看到过度（或高）灌注（图9.15）。

◆某个静脉窦阻塞或血流减少反映脑静脉窦血栓形成。通常这种情况在临床上是无症状的，但对于患病和（或）早产儿来说并不少见。多普勒超声对于排除脑静脉血栓有很高的特异性（图9.5、图9.7）。

◆多普勒超声可以检测脑血管畸形，如Galen静脉畸形和其他动静脉畸形等（图9.16、图9.17）。在一些患儿中，无症状的发育性静脉畸形可能是偶然发现的。

◆一些罕见的脑肿瘤，如脉络丛乳头状瘤，可能表现为脑血流增多。

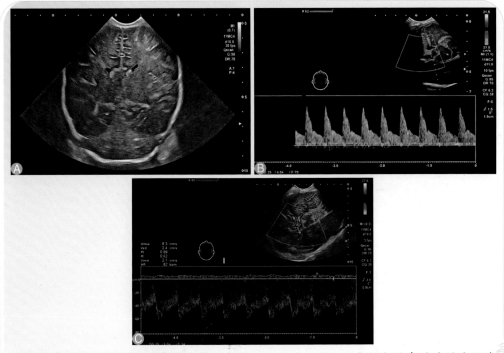

出生后第4天出现左侧大脑中动脉梗死。A.经冠状面CUS显示左侧大脑中动脉供应区域回声增强；B、C.经右侧颞窗CUS显示右侧和左侧大脑中动脉的血流频谱，左侧大脑中动脉血流过度灌注

图9.15　足月儿频谱多普勒血流测量声像图

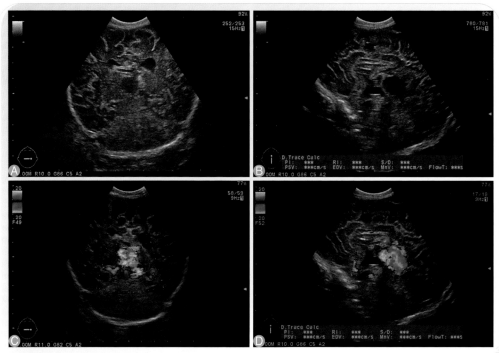

足月儿出生后第5天经冠状面（图A、图C）和正中矢状面（图B、图D）CUS。A、B.显示中线上一较大的无回声区；C、D.彩色多普勒成像显示该结构内的湍流，这是Galen静脉畸形的典型表现，需要与蛛网膜或大脑中帆囊肿相鉴别（图9.17）

图9.16 Galen静脉畸形

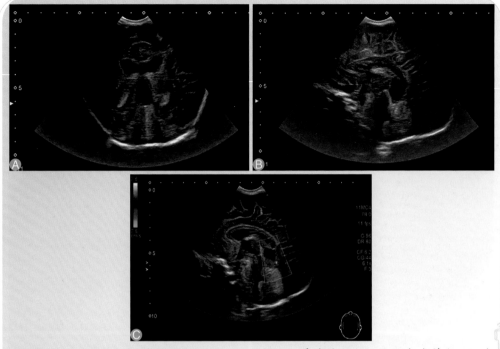

A、B.足月儿经冠状面和矢状面CUS显示为大的无回声中线结构；C.彩色多普勒显示囊肿前下方的大脑内静脉，囊性结构内无血流（与图9.16相比）

图9.17　大脑中帆囊肿

表9.3　多普勒超声的应用优势要点

多普勒超声的特征	临床情况
实时	
能够： 评估随时间和病情变化 引起的脑血流模式改变	• 低血压 • 低血容量 • 动脉导管未闭 • 高或低碳酸血症 • 严重的呼吸疾病 • 不适当的人工通气 • 颅内压增高 • 缺氧缺血性脑病
评估脑血管	• 动脉性卒中 • 脑静脉窦血栓 • 血管异常
评估脑损伤风险	• 脑室内出血的发展情况
有助于评估预后	• 缺氧缺血性脑病[a]

注：[a]复温后体温过低

参考文献

[1] Govaert P.Sonographic stroke templates. Semin Fetal Neonatal Med, 2009, 14（5）: 284-298.

[2] MILLER E, DANEMAN A, DORIA A S, et al. Color Doppler US of normal cerebral venous sinuses in neonates: a comparison with MR venography. Pediatr Radiol, 2014, 42（9）: 1070-1079.

[3] RAETS M, DUDINK J, RAYBAUD C, et al. Brain vein disorders in newborn infants. Dev Med Child Neurol, 2015, 57（3）: 229-240.

延伸阅读

[1] COUTURE A, VEYRAC C, BAUD C, et al. Advanced cranial ultrasound: transfontanellar Doppler imaging in neonates. Eur Radiol, 2001, 11（12）: 2399-2410.

[2] DEAN L M, TAYLOR G A. The intracranial venous system in infants: normal and abnormal findings on duplex and color Doppler sonography. AJR Am J Roentgenol, 1995, 164（1）: 151-156.

[3] ECURY-GOOSSEN G M, CAMFFERMAN F A, LEIJSER L M, et al. State of the art cranial ultrasound imaging in neonates. J Vis Exp, 2015（96）: e52238.

[4] ELSTAD M, WHITELAW A, THORESEN M.Cerebral Resistance Index is less predictive in Hypothermic encephalopathic newborns. Acta Paediatr, 2011, 100（10）: 1344-1349.

[5] FORSTER D E, KOUMOUNDOUROS E, SAXTON V, et al.Cerebral blood flow velocities and cerebrovascular resistance in normal-term neonates in the first 72 hours. J Paediatr Child Health, 2018, 54（1）: 61-68.

[6] GERNER G J, BURTON V J, PORETTI A, et al. Transfontanellar duplex brain ultrasonography resistive indices as a prognostic tool in neonatal hypoxic-ischemic encephalopathy before and after treatment with therapeutic hypothermia. J Perinatol, 2016, 36（3）: 202-206.

[7] GRANT E G, WHITE E M, SCHELLINGER D, et al.Cranial duplex sonography of the infant. Radiology, 1987, 163（1）: 177-185.

[8] HORSCH S, GOVAERT P, COWAN F M, et al. Developmental venous anomaly in the newborn brain. Neuroradiology, 2014, 56（7）: 579-588.

[9] IKEDA T, AMIZUKA T, ITO Y, et al. Changes in the perfusion waveform of the internal cerebral vein and intraventricular haemorrhage in the acute management of extremely low-birth-weight infants. Eur J Pediatr, 2015, 174（3）: 331-338.

[10] PERLMAN J M, MCMENAMIN J B, VOLPE J J. Fluctuating cerebral blood flow velocity in respiratory distress syndrome. N Engl J Med, 1983, 309（4）: 204-209.

[11] RAETS M M, SOL J J, GOVAERT P, et al. Serial cranial US for detection of cerebral sinovenous thrombosis in preterm infants. Radiology, 2013, 269（3）: 879-886.

[12] ROMAGNOLI C, GIANNANTONIO C, DE CAROLIS M P, et al.Neonatal color Doppler US study: normal values of cerebral blood flow velocities in preterm infants in the first months of life. Ultrasound Med Biol, 2006, 32（3）: 321-331.

[13] SKRANES J H, ELSTAD M, THORESEN M, et al. Hypothermia makes cerebral resistance index a poor prognostic tool in encephalopathic newborns. Neonatology, 2014, 106（1）: 17-23.

第二部分
新生儿颅脑超声解剖

本部分展示了新生儿颅脑的超声解剖结构。

除另有说明外，本部分所示超声图像均为正常图像。对于大多数呈现的平面，至少显示2种超声图像：1个或2个极早产儿的示例和1个足月儿的示例，从而可显示新生儿颅脑成熟的变化过程。图12和图13例外，只显示极早产儿的例子。

插图代表匹配的超声图像的模式图，数字对应于表1中列出的结构。

表1　解剖结构列表

	结构	对应图示
1	纵裂	图 10.4，10.5，10.6，10.7，10.8，10.9
2	额叶	图 10.4，10.5，10.6，11.5，11.6，13.3C
3	头骨	图 10.4，10.5，10.6，10.7，10.8，10.9，11.4，11.5，11.6，11.7，14.3D，14.6B
4	眼眶	图 10.4
5	侧脑室前角	图 10.5，10.6，11.5
6	尾状核	图 10.5，10.6，10.7，11.5
7	基底核	图 10.5，10.6，10.7，1 1.5
8	颞叶	图 10.5，10.6，10.7，11.5，11.6，12.4B，12.8B，13.3，14.3B，14.3D，14.6B ~ 14.6E
9	外侧裂	图 10.5，10.6，10.7，10.8，11.6，11.7
10	胼胝体	图 10.5，10.6，10.7，10.8B，11.4，12.7B
11	透明隔腔	图 10.5，10.6，10.7B，11.4
12	第三脑室	图 10.6，10.7C，11.4，12.7B，13.3B
13	扣带沟	图 10.6，10.8C，10.9C，11.4C，11.5D
14	侧脑室体部	图 10.7，10.8，11.5，12.4B，12.8B，14.3D
15	脉络丛	图 10.7，10.8，11.5，12.4B，12.8B，14.3D
16	丘脑	图 10.7，11.5，12.8 B
17	海马回	图 10.7，11.5C，11.5D，13.3B，13.3C
18	中脑	图 10.7，11.4，12.4B，12.7B，13.3，14.3B，14.3C，14.6B，14.6C
19	小脑	图 10.7，13.3C，13.3D，14.6B，14.6C
19a	小脑半球	图 10.7，11.5，12.4C，12.4D，14.3，14.6D ~ 14.6G
19b	小脑蚓部	图 10.7，11.4，12.4C，12.4D，12.7B，13.3B，14.3，14.6D ~ 14.6G
20	侧脑室颞角	图 10.7，11.5，12.8B，13.3，14.3B，14.6D
21	小脑幕	图 10.7，12.4C，12.4D，14.3B，14.3D，14.3E
22	顶叶	图 10.7，10.8，10.9，11.5，11.6，12.4B，12.8B，14.3D

结构	对应图示
23	枕叶	图 10.8，10.9，11.5，11.6，12.4，12.8B
24	第六脑室	图 10.8B，11.4B
25	距状沟	图 10.8，10.9，11.4，12.4C，12.4D，12.7B，12.8B
26	顶枕沟	图 10.9C，11.4，11.5C，12.7B
27	脑桥	图 11.4，12.7B，14.6D ～ 14.6F
28	顶盖（四叠体）	图 11.4，12.7B
29	延髓	图 11.4，12.7B，14.6G
30	第四脑室	图 11.4，12.7B，14.3B，14.3C，14.6D，14.6E
31	小脑延髓池	图 11.4，12.7B，14.3，14.6D ～ 14.6G
32	脚间池	图 11.4，12.4B，13.3B，13.3C，14.6B
33	穹窿	图 11.4
34	中脑导水管	图 11.4，12.4B，12.7B，13.3B，13.3C
35	侧脑室枕角	图 12.4C，12.8B，14.3B
36	岛区	图 11.6，11.7
37	岛沟	图 11.6C
38	中央沟	图 11.6C，11.7C
39	中央后沟	图 11.6C，11.7C
40	中央前沟	图 11.6C，11.7C
41	大脑脚	图 13.3，14.6B
42	Willis 环	图 13.3D
42a	大脑前动脉（ACA）	图 13.3D
42b	大脑中动脉（MCA）	图 13.3D
42c	大脑后动脉（PCA）	图 13.3D
43	第四脑室正中孔	图 14.3C，14.6F
44	小脑小叶	图 14.3C，14.3E，14.6C，14.6E，14.6G
*	第三脑室脉络丛	图 10.6B

第10章

经前囟冠状面

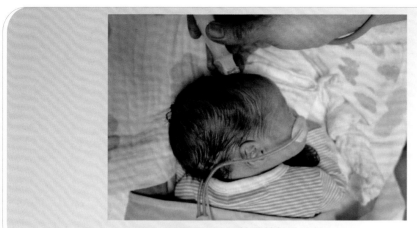

图10.1　冠状面的探头定位图

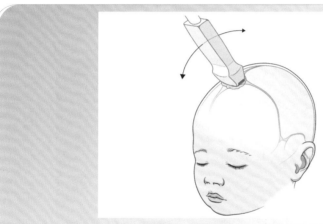

图10.2　获得标准冠状面的探头定位图

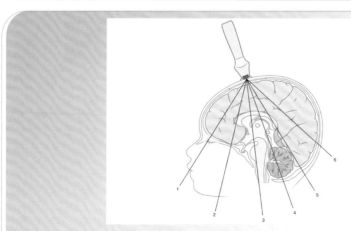

图10.3　6个标准冠状面解剖示意图

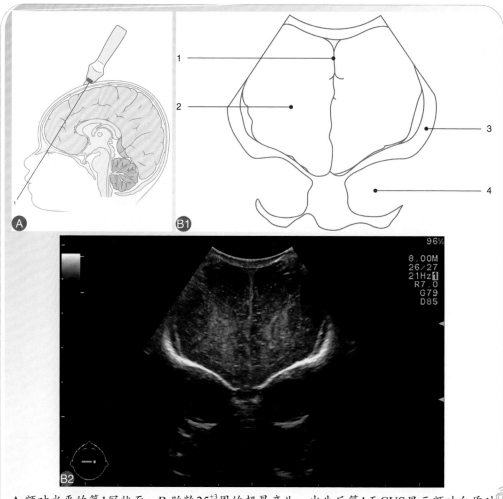

A.额叶水平的第1冠状面；B.胎龄25⁺³周的超早产儿，出生后第1天CUS显示额叶白质对称性生理回声（参见第一部分第5章和第8章）；1：半球间裂；2：额叶；3：头骨；4：眼眶

图10.4　第1冠状面声像图

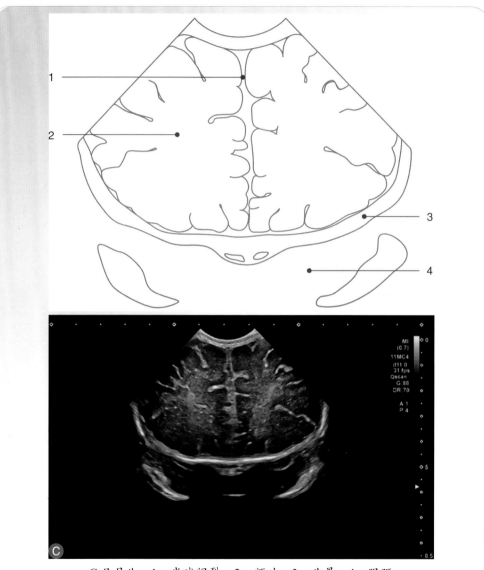

C.足月儿。1：半球间裂；2：额叶；3：头骨；4：眼眶

图10.4 第1冠状面声像图（续）

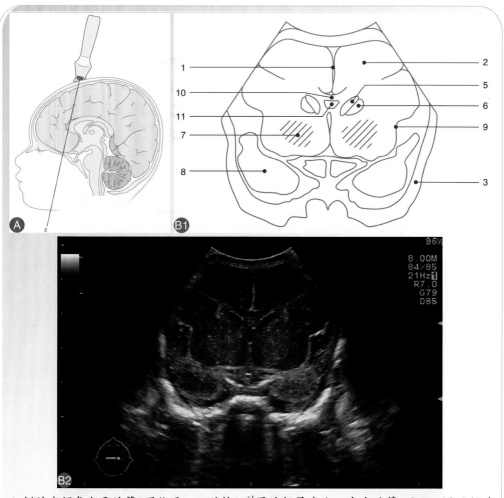

A.侧脑室额角水平的第2冠状面；B.胎龄25^{+1}周的超早产儿，出生后第1天CUS显示额叶白质中小而对称的回声区域、尾状核细微而对称的回声，这是足月等效年龄前早产儿的正常表现（参见第一部分第8章）；1：半球间裂；2：额叶；5：侧脑室前角；6：尾状核；7：基底节；8：颞叶；9：侧裂；10：胼胝体；11：透明隔腔

图10.5　第2冠状面声像图

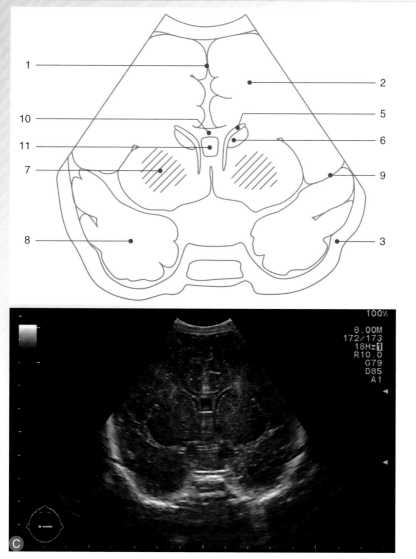

C.足月儿，显示狭窄的侧脑室，如果脑实质未见明显异常，是正常的表现，特别是在出生后的第1天。1：半球间裂；2：额叶；5：侧脑室前角；6：尾状核；7：基底节；8：颞叶；9：侧裂；10：胼胝体；11：透明隔腔

图10.5　第2冠状面声像图（续）

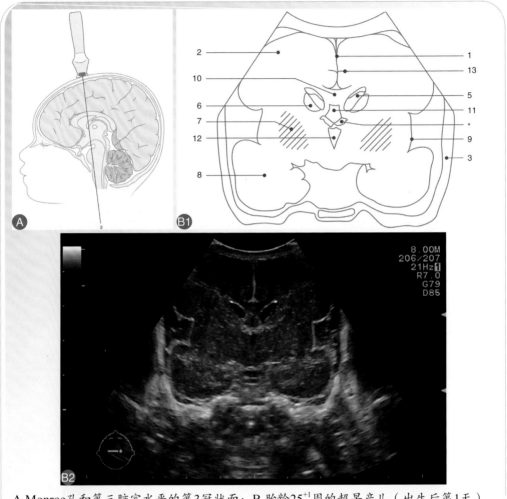

A.Monroe孔和第三脑室水平的第3冠状面；B.胎龄25⁺¹周的超早产儿（出生后第1天），经侧脑室前角水平CUS；1：半球间裂；2：额叶；3：头骨；5：侧脑室前角；6：尾状核；7：基底核；8：颞叶；9：侧裂；10：胼胝体；11：透明隔腔；12：第三脑室；★：第三脑室脉络丛；13：扣带沟

图10.6　第3冠状面声像图

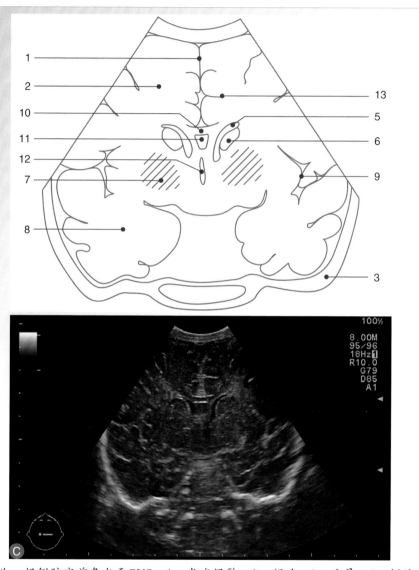

C.足月儿，经侧脑室前角水平CUS。1：半球间裂；2：额叶；3：头骨；5：侧脑室前角；6：尾状核；7：基底核；8：颞叶；9：侧裂；10：胼胝体；11：透明隔腔；12：第三脑室；★：第三脑室脉络丛；13：扣带沟

图10.6 第3冠状面声像图（续）

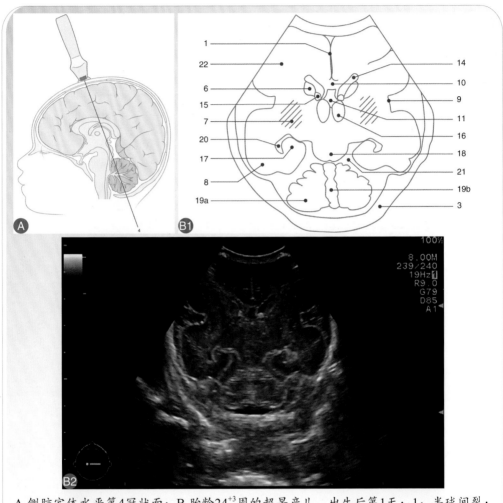

A.侧脑室体水平第4冠状面；B.胎龄24^{+3}周的超早产儿，出生后第1天；1：半球间裂；
3：头骨；6：尾状核；7：基底神经节；8：颞叶；9：大脑侧裂；10：胼胝体；11：透
明隔腔；12：第三脑室；14：侧脑室体部；15：脉络丛；16：丘脑；17：海马旁回；
18：中脑；19：小脑；19a：小脑半球；19b：小脑蚓部；20：侧脑室颞角；21：幕区；
22：顶叶

图10.7　第4冠状面声像图

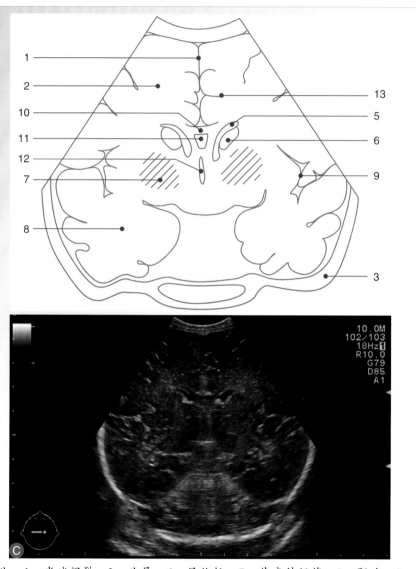

C.足月儿。1：半球间裂；3：头骨；6：尾状核；7：基底神经节；8：颞叶；9：大脑侧裂；10：胼胝体；11：透明隔腔；12：第三脑室；14：侧脑室体部；15：脉络丛；16：丘脑；17：海马旁回；18：中脑；19：小脑；19a：小脑半球；19b：小脑蚓部；20：侧脑室颞角；21：幕区；22：顶叶

图10.7　第4冠状面声像图（续）

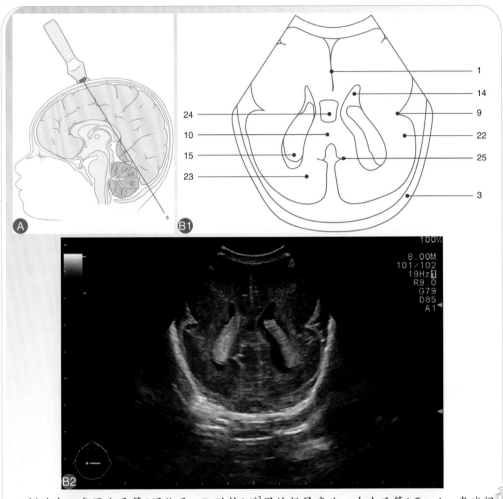

A.侧脑室三角区水平第5冠状面；B.胎龄24^{+3}周的超早产儿，出生后第1天；1：半球间裂；3：头骨；9：大脑侧裂；10：胼胝体；14：侧脑室体部；15：脉络丛；22：顶叶；23：枕叶；24：第六脑室；25：距状沟

图10.8　第5冠状面声像图

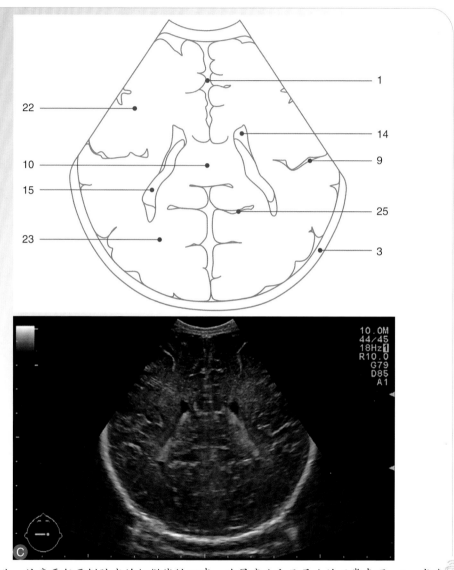

C.足月儿，注意平行于侧脑室的细微线性回声，为早产儿和足月儿的正常表现。1：半球间裂；3：头骨；9：大脑侧裂；10：胼胝体；14：侧脑室体部；15：脉络丛；22：顶叶；23：枕叶；24：第六脑室；25：距状沟

图10.8　第5冠状面声像图（续）

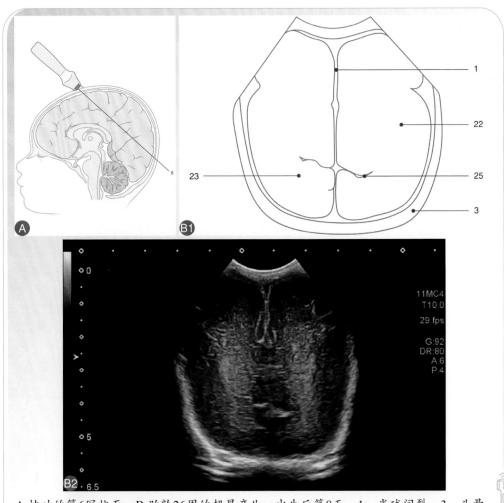

A.枕叶的第6冠状面；B.胎龄26周的超早产儿，出生后第8天；1：半球间裂；3：头骨；13：扣带沟；22：顶叶；23：枕叶；25：距状沟；26：顶枕沟

图10.9　第6冠状面声像图

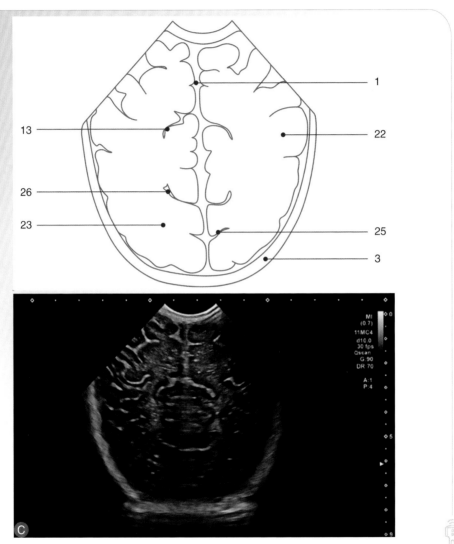

C.胎龄40周的足月儿，出生后第8天。1：半球间裂；3：头骨；13：扣带沟；22：顶叶；23：枕叶；25：距状沟；26：顶枕沟

图10.9 第6冠状面声像图（续）

第11章

经前囟矢状面

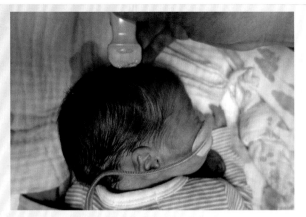

图11.1 矢状面的探头定位图

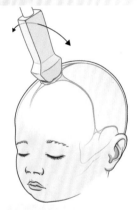

图11.2 获得标准矢状面的探头定位图

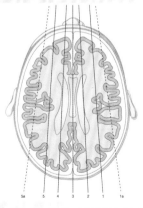

第1a线和第5a线代表两侧最外侧旁矢状面

图11.3 5个标准矢状面解剖示意图

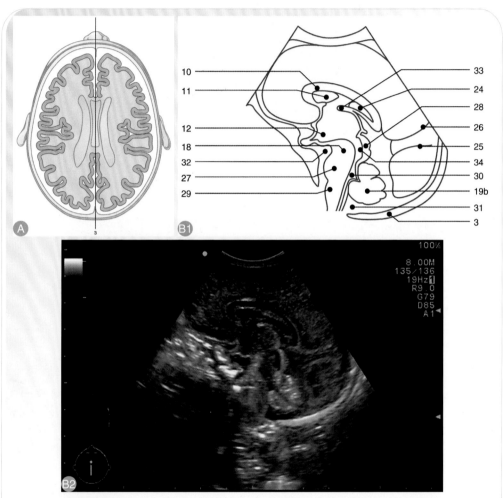

A.第三和第四侧脑室、胼胝体和小脑蚓部；B.胎龄24⁺³周的超早产儿，出生后第1天；3：头骨；10：胼胝体；11：透明隔腔；12：第三脑室；13：扣带沟；18：中脑；19b：小脑；24：第六脑室；25：距状沟；26：顶枕沟；27：脑桥；28：中脑顶盖；29：延髓；30：第四脑室；31：小脑延髓池；32：脚间池；33：穹窿；34：中脑水管

图11.4　正中矢状面声像图

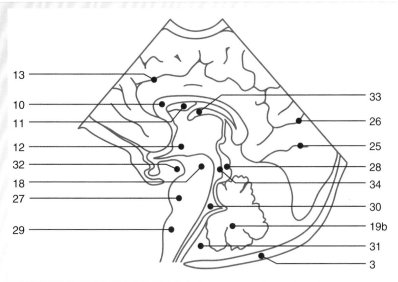

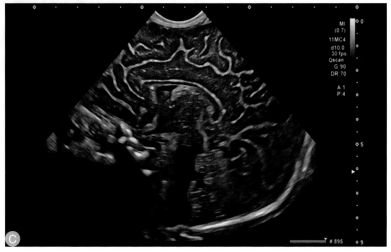

C.胎龄40周的足月儿，出生后第8天。3：头骨；10：胼胝体；11：透明隔腔；12：第三脑室；13：扣带沟；18：中脑；19b：小脑；24：第六脑室；25：距状沟；26：顶枕沟；27：脑桥；28：中脑顶盖；29：延髓；30：第四脑室；31：小脑延髓池；32：脚间池；33：穹窿；34：中脑水管

图11.4 正中矢状面声像图（续）

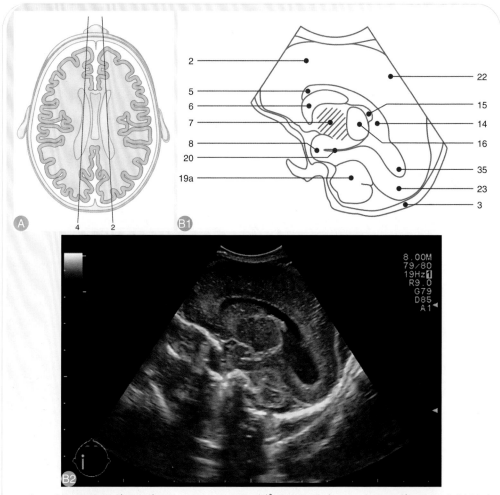

A.左、右侧脑室的第2和第4矢状面；B.胎龄24⁺³周的超早产儿，出生后第1天经左侧侧脑室的第4矢状面CUS；2：额叶；3：头骨；5：侧脑室额叶角；6：尾状核；7：基底核；8：颞叶；13：扣带沟；14：侧脑室体；15：脉络丛；16：丘脑；17：海马旁回；19a：小脑半球；20：侧脑室颞角；22：顶叶；23：枕叶；26：顶枕沟；35：侧脑室枕角

图11.5　第2和第4矢状面声像图

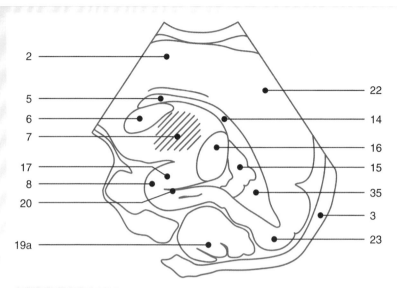

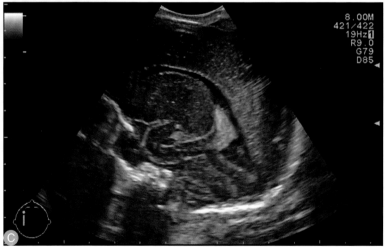

C.胎龄30⁺⁰周的极早产儿，出生后第2天经左侧侧脑室的第4矢状面CUS；2：额叶；3：头骨；5：侧脑室额叶角；6：尾状核；7：基底核；8：颞叶；13：扣带沟；14：侧脑室体；15：脉络丛；16：丘脑；17：海马旁回；19a：小脑半球；20：侧脑室颞角；22：顶叶；23：枕叶；26：顶枕沟；35：侧脑室枕角

图11.5 第2和第4矢状面声像图（续）

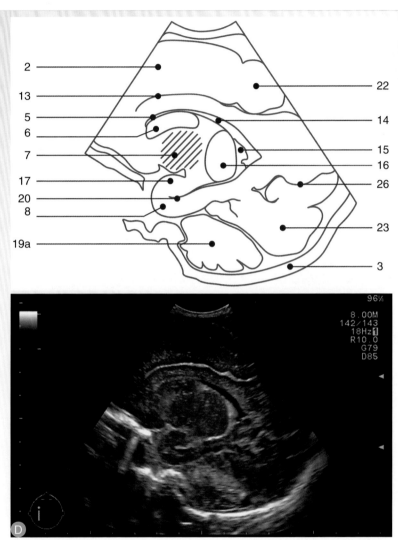

D.足月儿经左侧侧脑室的第4矢状面CUS，注意探头的正确位置，在此平面扫描整个侧脑室和同侧小脑半球。2：额叶；3：头骨；5：侧脑室额叶角；6：尾状核；7：基底核；8：颞叶；13：扣带沟；14：侧脑室体；15：脉络丛；16：丘脑；17：海马旁回；19a：小脑半球；20：侧脑室颞角；22：顶叶；23：枕叶；26：顶枕沟；35：侧脑室枕角

图11.5　第2和第4矢状面声像图（续）

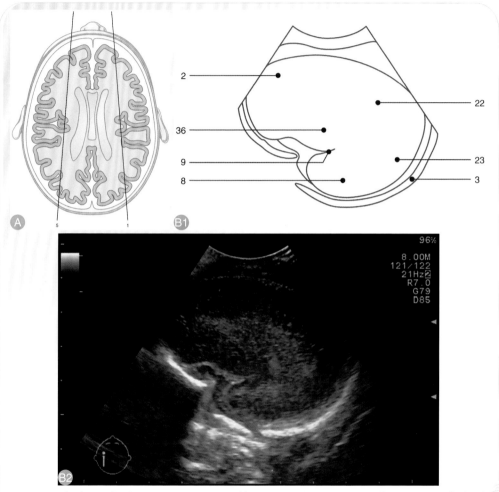

A.左右脑岛第1和第5旁矢状面；B.胎龄25⁺¹周的超早产儿，出生后第1天经左脑岛第5旁矢状面CUS；2：额叶；3：头骨；8：颞叶；9：大脑外侧裂；22：顶叶；23：枕叶；36：岛区；37：岛沟；38：中央沟；39：中央后沟；40：中央前沟

图11.6　第1和第5旁矢状面声像图

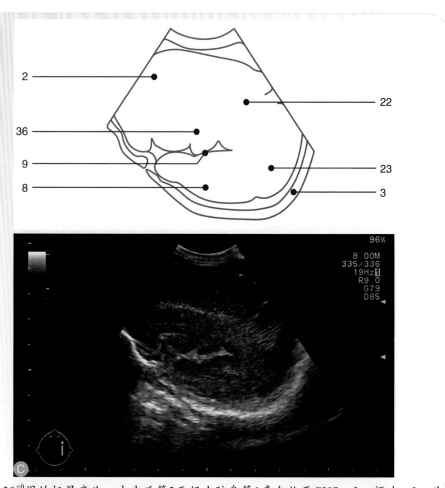

C.胎龄30⁺⁰周的极早产儿，出生后第2天经右脑岛第1旁矢状面CUS；2：额叶；3：头骨；8：颞叶；9：大脑外侧裂；22：顶叶；23：枕叶；36：岛区；37：岛沟；38：中央沟；39：中央后沟；40：中央前沟

图11.6 第1和第5旁矢状面声像图（续）

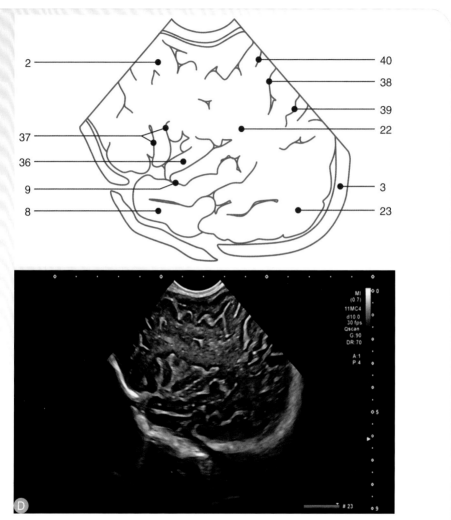

D.胎龄40周的足月儿，出生后第8天经右脑岛第1旁矢状面CUS，注意早产儿白质的轻微弥漫和均匀高回声，是该年龄段的生理现象（参见第一部分第5章和第8章）。2：额叶；3：头骨；8：颞叶；9：大脑外侧裂；22：顶叶；23：枕叶；36：岛区；37：岛沟；38：中央沟；39：中央后沟；40：中央前沟

图11.6 第1和第5旁矢状面声像图（续）

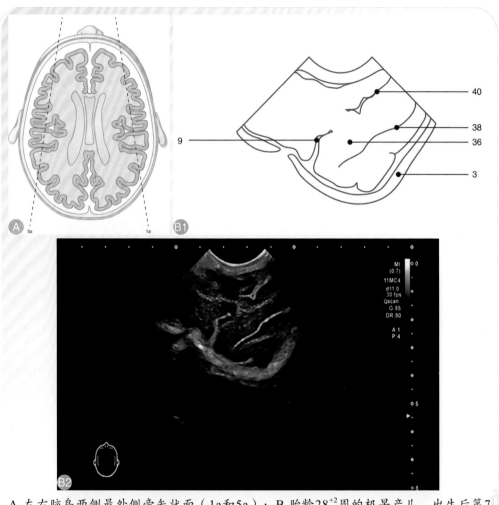

A.左右脑岛两侧最外侧旁矢状面（1a和5a）；B.胎龄28⁺²周的极早产儿，出生后第7天经左侧最外侧（5a）旁矢状面CUS；3：头骨；9：大脑侧裂；36：岛区；38：中央沟；39：中央后沟；40：中央前沟

图11.7　最外侧旁矢状面声像图

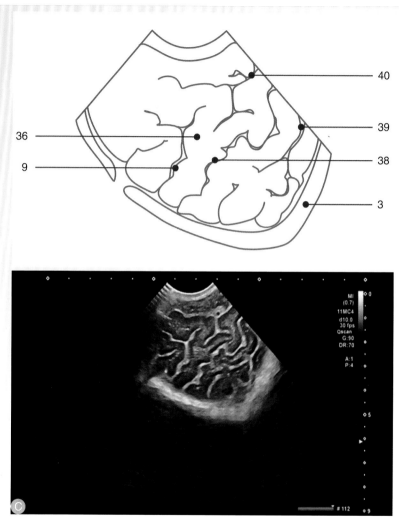

C.胎龄40周的足月儿，出生后第8天经左侧最外侧（5a）旁矢状面CUS。3：头骨；9：大脑侧裂；36：岛区；38：中央沟；39：中央后沟；40：中央前沟

图11.7 最外侧旁矢状面声像图（续）

第12章

经后囟声窗

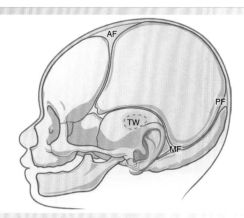

AF：前囟；PF：后囟；TW：颞窗；MF：乳突（或后外侧）囟

图12.1　透声窗

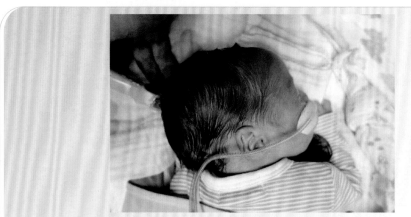

图12.2　后囟冠状面的探头定位图（1）

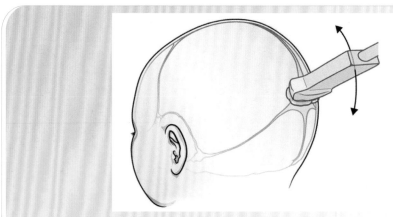

图12.3　后囟冠状面的探头定位图（2）

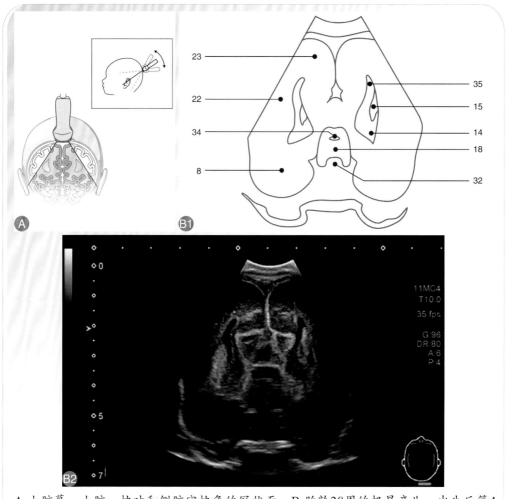

A.小脑幕、小脑、枕叶和侧脑室枕角的冠状面；B.胎龄28周的极早产儿，出生后第4天，经侧脑室、顶叶和脑干的上冠状面CUS；8：颞叶；14：侧脑室体；15：脉络丛；18：中脑；19a：小脑半球；19b：小脑蚓部；21：幕区；22：顶叶；23：枕叶；25：距状沟；32：脚间池；34：中脑导水管；35：侧脑室枕角

图12.4　后囟冠状面声像图

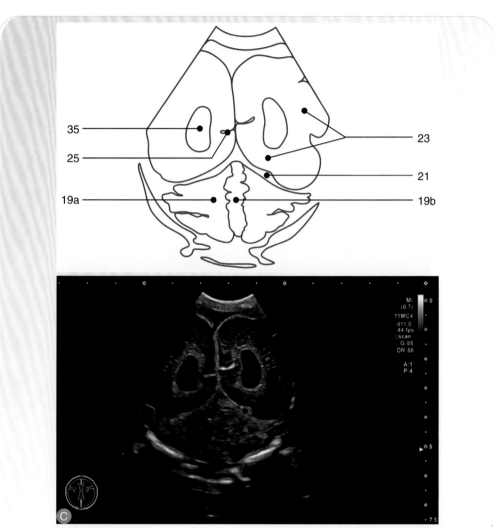

C.胎龄28^{+2}周，出生后第7天，经枕角、枕叶和小脑的中冠状面CUS。8：颞叶；14：侧脑室体；15：脉络丛；18：中脑；19a：小脑半球；19b：小脑蚓部；21：幕区；22：顶叶；23：枕叶；25：距状沟；32：脚间池；34：中脑导水管；35：侧脑室枕角

图12.4　后囟冠状面声像图（续）

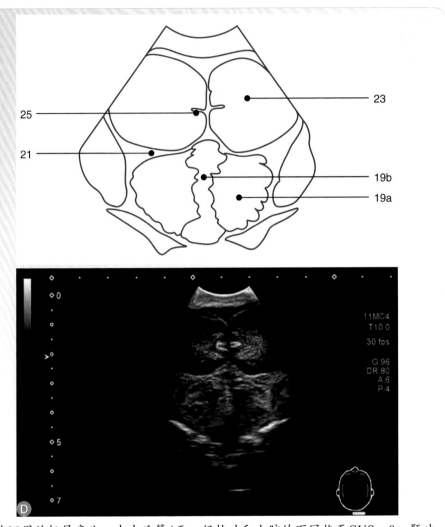

D.胎龄28周的极早产儿，出生后第4天，经枕叶和小脑的下冠状面CUS。8：颞叶；14：侧脑室体；15：脉络丛；18：中脑；19a：小脑半球；19b：小脑蚓部；21：幕区；22：顶叶；23：枕叶；25：距状沟；32：脚间池；34：中脑导水管；35：侧脑室枕角

图12.4　后囟冠状面声像图（续）

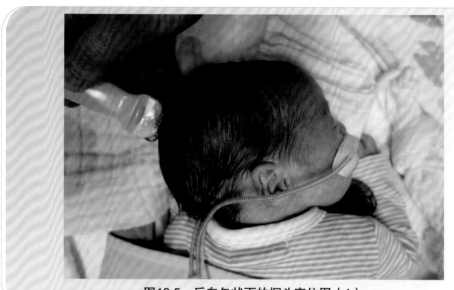

图12.5　后囟矢状面的探头定位图（1）

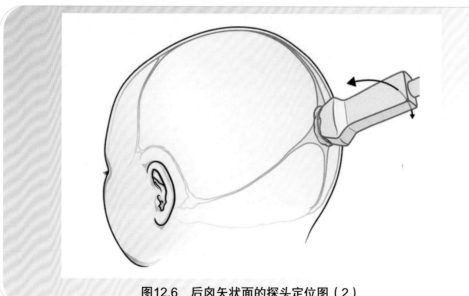

图12.6　后囟矢状面的探头定位图（2）

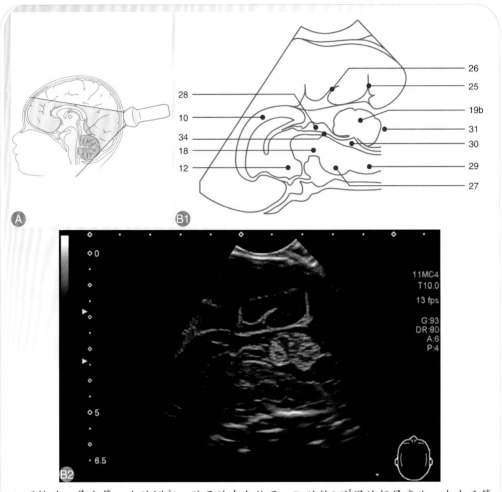

A.顶枕叶、导水管、小脑蚓部、脑干的中矢状面；B.胎龄26⁺⁵周的超早产儿，出生后第2天。10：胼胝体；12：第三脑室；18：中脑；19b：小脑蚓部；25：距状沟；26：顶枕沟；27：脑桥；28：顶盖；29：延髓；30：第四脑室；31：小脑延髓池；34：中脑导水管

图12.7 后囟中矢状面声像图

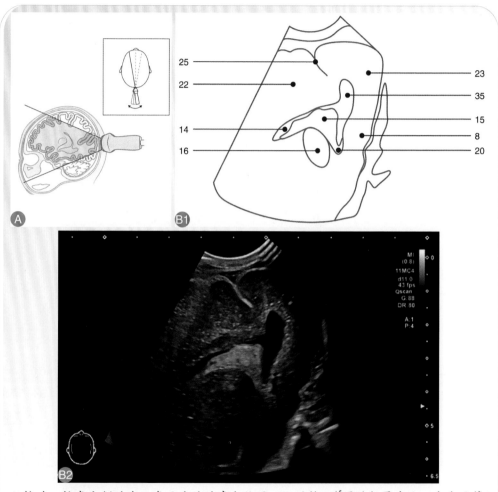

A.枕叶、枕角和侧脑室三角及丘脑的旁矢状面；B.胎龄26^{+5}周的超早产儿，出生后第2天，经右侧侧脑室CUS，注意较大的脉络丛高回声（正常现象）。8：颞叶；14：侧脑室体；15：脉络丛；16：丘脑；20：侧脑室颞角；22：顶叶；23：枕叶；25：距状沟；35：侧脑室枕角

图12.8 后囟旁矢状面声像图

第13章

经颞囟声窗

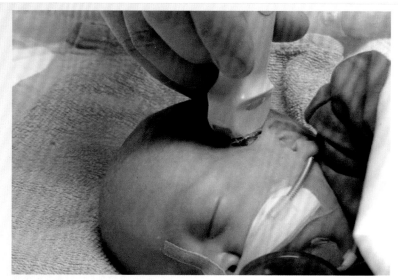

图13.1　颞窗横切面的探头定位图（1）

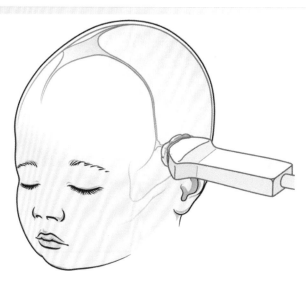

图13.2　颞窗横切面的探头定位图（2）

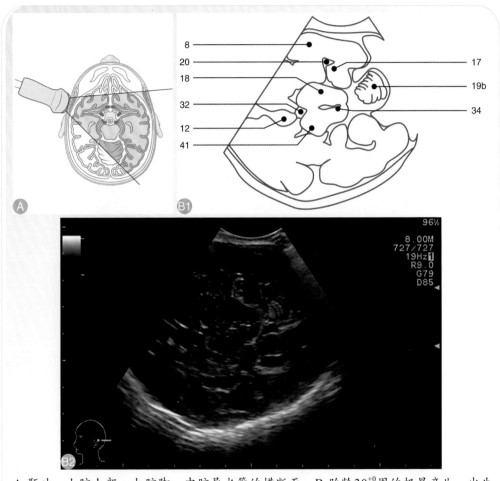

A.颞叶、小脑上部、大脑脚、中脑导水管的横断面；B.胎龄30⁺⁰周的极早产儿，出生后第2天经第三脑室高位横切面；2：额叶；8：颞叶；12：第三脑室；17：海马旁回；18：中脑；19：小脑；19b：小脑蚓部；20：侧脑室颞角；32：脚间池；34：中脑导水管；41：大脑脚；42：Willis环；42a：大脑前动脉；42b：大脑中动脉；42c：大脑后动脉

图13.3　颞窗横切面声像图

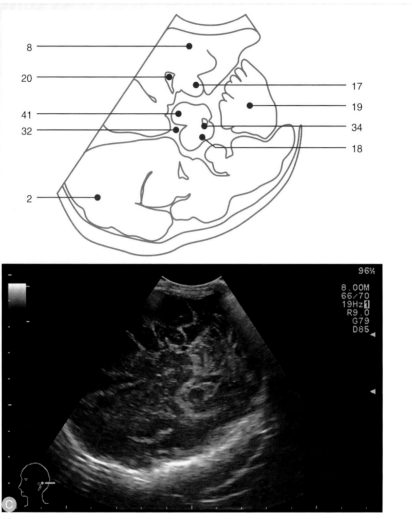

C.胎龄30⁺⁰周的极早产儿，出生后第2天经小脑低位横切面；2：额叶；8：颞叶；12：第三脑室；17：海马旁回；18：中脑；19：小脑；19b：小脑蚓部；20：侧脑室颞角；32：脚间池；34：中脑导水管；41：大脑脚；42：Willis环；42a：大脑前动脉；42b：大脑中动脉；42c：大脑后动脉

图13.3 颞窗横切面声像图（续）

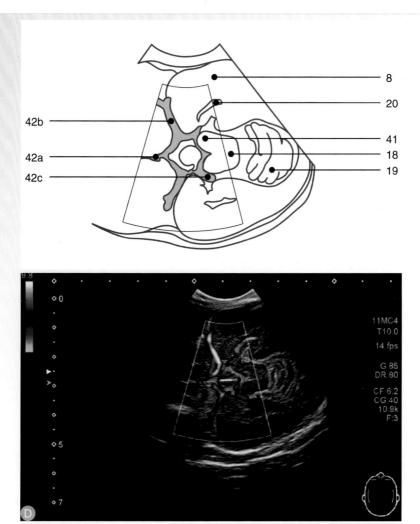

D.胎龄24⁺⁶周的超早产儿，出生后第1天，彩色多普勒成像显示Willis环（参见第3章，图3.17和第9章）。2：额叶；8：颞叶；12：第三脑室；17：海马旁回；18：中脑；19：小脑；19b：小脑蚓部；20：侧脑室颞角；32：脚间池；34：中脑导水管；41：大脑脚；42：Willis环；42a：大脑前动脉；42b：大脑中动脉；42c：大脑后动脉

图13.3　颞窗横切面声像图（续）

第14章

经乳突囟声窗

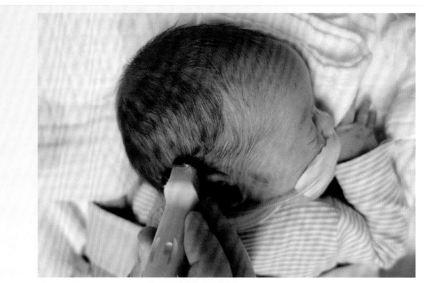

图14.1　乳突囟冠状面的探头定位图（1）

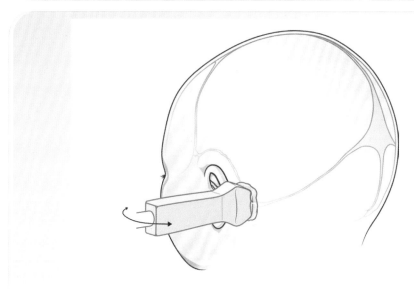

图14.2　乳突囟冠状面的探头定位图（2）

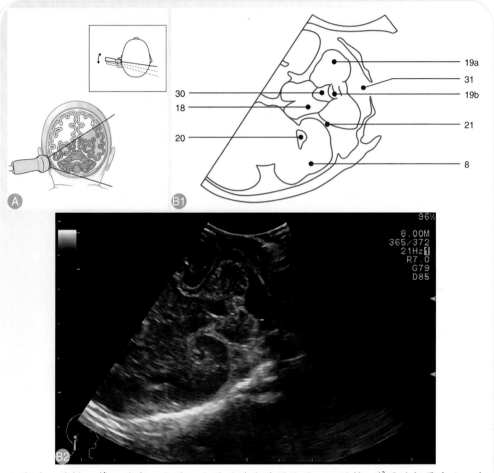

A.颞叶、脑桥、第四脑室、小脑、小脑延髓池的冠状面；B.胎龄25^{+3}周的超早产儿，出生后第1天经前冠状面CUS；3：头骨；8：颞叶；14：侧脑室体；15：脉络丛；18：中脑；19a：小脑半球；19b：小脑蚓部；20：侧脑室颞角；21：幕区；22：顶叶；30：第四脑室；31：小脑延髓池；35：侧脑室枕角；43：第四脑室正中孔；44：小脑叶

图14.3 乳突囟冠状面声像图

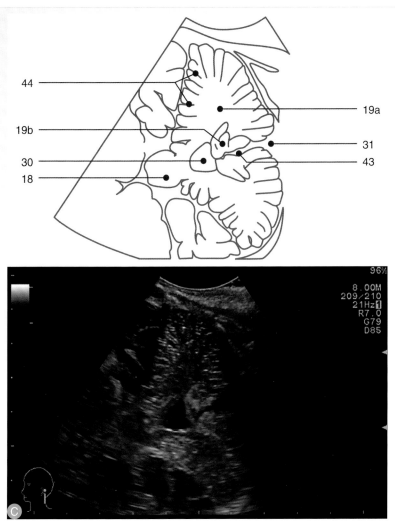

C.足月儿经前冠状面CUS；3：头骨；8：颞叶；14：侧脑室体；15：脉络丛；18：中脑；19a：小脑半球；19b：小脑蚓部；20：侧脑室颞角；21：幕区；22：顶叶；30：第四脑室；31：小脑延髓池；35：侧脑室枕角；43：第四脑室正中孔；44：小脑叶

图14.3 乳突囟冠状面声像图（续）

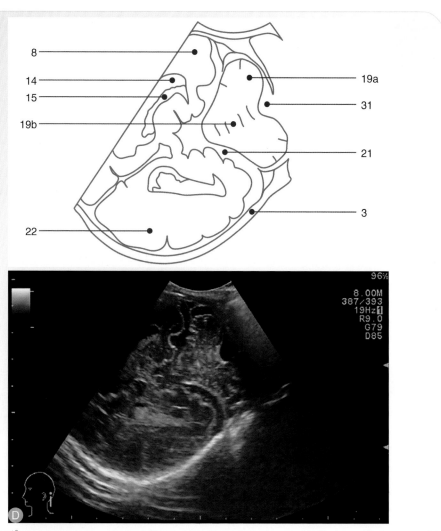

D.胎龄30⁺⁰周的极早产儿，出生后第2天经后冠状面CUS；3：头骨；8：颞叶；14：侧脑室体；15：脉络丛；18：中脑；19a：小脑半球；19b：小脑蚓部；20：侧脑室颞角；21：幕区；22：顶叶；30：第四脑室；31：小脑延髓池；35：侧脑室枕角；43：第四脑室正中孔；44：小脑叶

图14.3　乳突囟冠状面声像图（续）

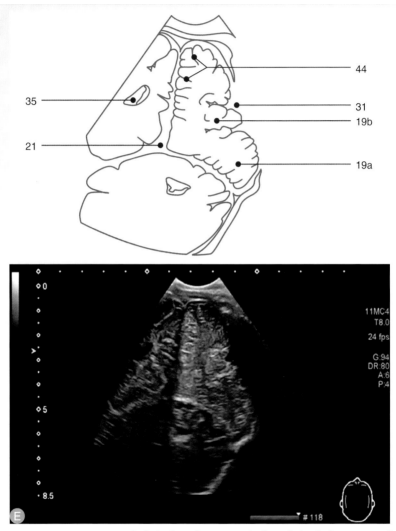

E.足月儿经后冠状面CUS，注意在新生儿期小脑的发育和成熟进展。3：头骨；8：颞叶；14：侧脑室体；15：脉络丛；18：中脑；19a：小脑半球；19b：小脑蚓部；20：侧脑室颞角；21：幕区；22：顶叶；30：第四脑室；31：小脑延髓池；35：侧脑室枕角；43：第四脑室正中孔；44：小脑叶

图14.3 乳突囟冠状面声像图（续）

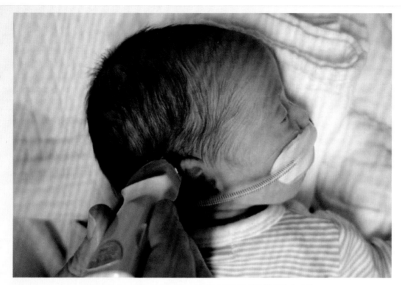

图14.4　乳突囟横切面的探头定位图（1）

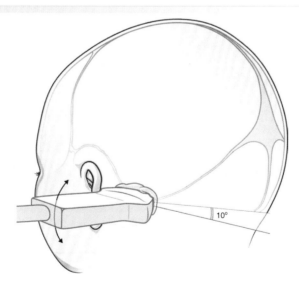

图14.5　乳突囟横切面的探头定位图（2）

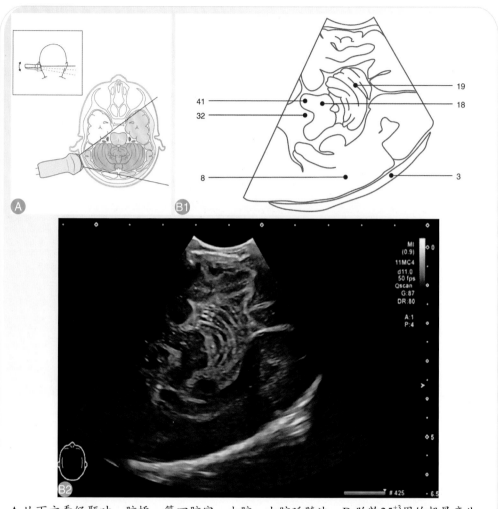

A.从下方看经颞叶、脑桥、第四脑室、小脑、小脑延髓池；B.胎龄25^{+3}周的超早产儿，出生后第1天经上横切面CUS；3：头骨；8：颞叶；18：中脑；19：小脑；19a：小脑半球；19b：小脑蚓部；20：外侧腹侧颞角；27：脑桥；29：延髓；30：第四脑室；31：小脑延髓池；32：脚间池；41：大脑脚；43：第四脑室正中孔；44：小脑叶

图14.6 乳突囟横切面声像图

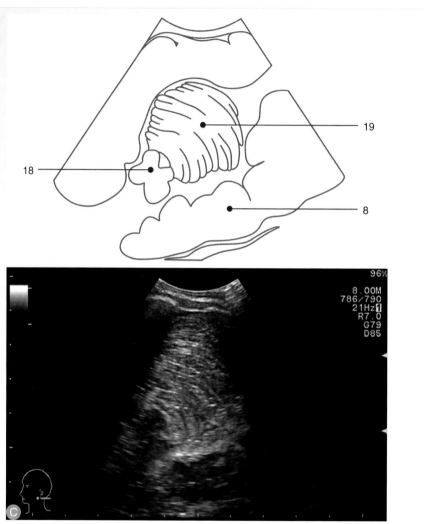

C.足月儿经上横切面CUS；3：头骨；8：颞叶；18：中脑；19：小脑；19a：小脑半球；19b：小脑蚓部；20：外侧腹侧颞角；27：脑桥；29：延髓；30：第四脑室；31：小脑延髓池；32：脚间池；41：大脑脚；43：第四脑室正中孔；44：小脑叶

图14.6　乳突囟横切面声像图（续）

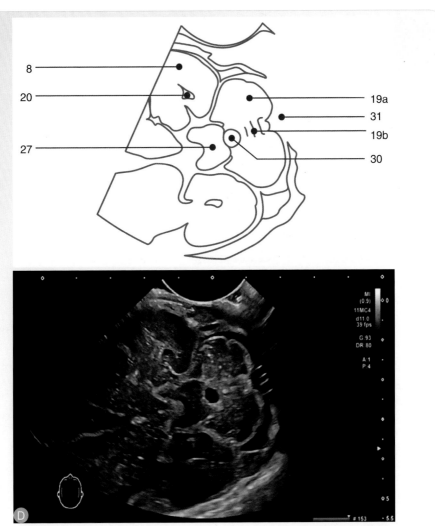

D.胎龄25^{+3}周的超早产儿，出生后第1天经中横切面CUS；3：头骨；8：颞叶；18：中脑；19：小脑；19a：小脑半球；19b：小脑蚓部；20：外侧腹侧颞角；27：脑桥；29：延髓；30：第四脑室；31：小脑延髓池；32：脚间池；41：大脑脚；43：第四脑室正中孔；44：小脑叶

图14.6　乳突囟横切面声像图（续）

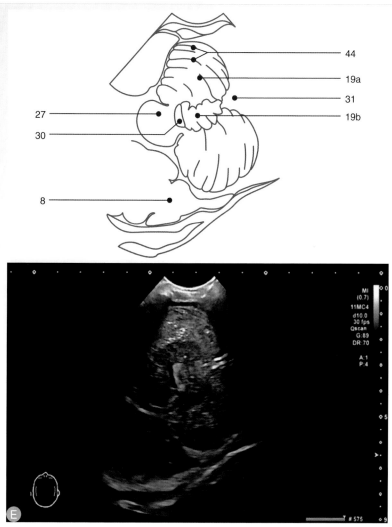

E.足月儿经中横切面CUS；3：头骨；8：颞叶；18：中脑；19：小脑；19a：小脑半球；19b：小脑蚓部；20：外侧腹侧颞角；27：脑桥；29：延髓；30：第四脑室；31：小脑延髓池；32：脚间池；41：大脑脚；43：第四脑室正中孔；44：小脑叶

图14.6 乳突囟横切面声像图（续）

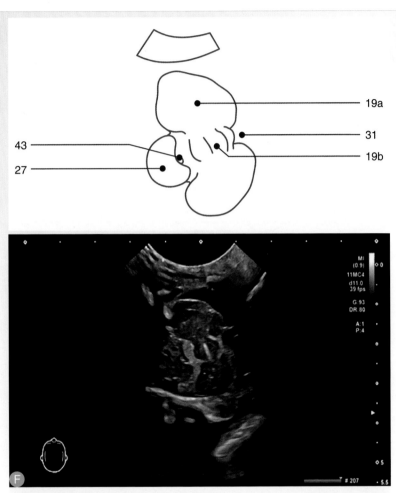

F.胎龄30^{+0}周的极早产儿，出生后第1天经低横切面CUS；3：头骨；8：颞叶；18：中脑；19：小脑；19a：小脑半球；19b：小脑蚓部；20：外侧腹侧颞角；27：脑桥；29：延髓；30：第四脑室；31：小脑延髓池；32：脚间池；41：大脑脚；43：第四脑室正中孔；44：小脑叶

图14.6　乳突囟横切面声像图（续）

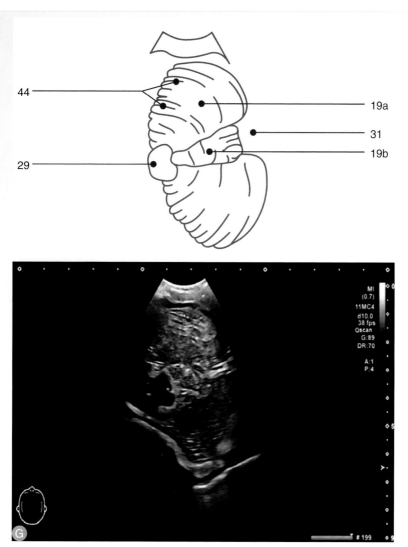

G.足月儿经低横切面CUS，注意足月儿小脑成熟度的持续进展和横跨整个小脑表面的纵裂。3：头骨；8：颞叶；18：中脑；19：小脑；19a：小脑半球；19b：小脑蚓部；20：外侧腹侧颞角；27：脑桥；29：延髓；30：第四脑室；31：小脑延髓池；32：脚间池；41：大脑脚；43：第四脑室正中孔；44：小脑叶

图14.6　乳突囟横切面声像图（续）

索引 Index

posterior cerebral artery	PCA	大脑后动脉
post-haemorrhagic ventricular dilatation	PHVD	出血后脑室扩张
periventricular echodensities or periventricular echogenicity	PVE	脑室周围回声
periventricular haemorrhagic infarction	PVHI	脑室周围出血性梗死
periventricular leukomalacia	PVL	脑室周围白质软化
pulsed wave	PW	脉冲波
punctate white matter lesions	PWML	点状白质病变
resistance index	RI	阻力指数
superior cerebellar artery	SCA	小脑上动脉
superior sagittal sinus	SSS	上矢状窦
transverse sinus	ST	横窦
term equivalent age	TEA	足月等效年龄
thalamo-occipital distance	TOD	丘 - 枕距离
transverse sinus（es）	TRV	横窦
terminal veins	TV	终静脉
ventricular index	VI	脑室指数
vein of Galen	VOG	大脑大静脉